GLÆDENS REGNBUESKÅLE

Giv din krop næring med 100 farverige og næringsrige skåle

Felix Nørregaard

Copyright materiale ©2024

Alle rettigheder forbeholdes

Ingen del af denne bog må bruges eller transmitteres i nogen form eller på nogen måde uden korrekt skriftligt samtykke fra udgiveren og copyright-indehaveren, bortset fra korte citater brugt i en anmeldelse. Denne bog bør ikke betragtes som en erstatning for medicinsk, juridisk eller anden professionel rådgivning.

INDHOLDSFORTEGNELSE _

INDHOLDSFORTEGNELSE _. 3
INTRODUKTION 7
REGNBUE FRUGT SKÅLE 9
1. KOKOS VANDMELON SKÅL 10
2. VITAMIN BOOST AÇAÍ SKÅL 12
3. GOJI BERRY TROPICAL SMOOTHIE BOWL 14
4. AÇAÍ CHERRY SMOOTHIE BOWL 16
5. AÇAÍ SKÅL MED HAVMOS 18
6. AÇAÍ MANGO MACADAMIA SKÅL 20
7. FLOWER POWER BRASILIANSK AÇAÍ SKÅL 22
8. KOKOS QUINOA MORGENMADSSKÅLE 24
9. KOKOS ACAI SKÅL 26
10. AÇAÍ BÆRSKÅL MED CITRONGRÆSINFUSION 28
11. KOKOS KIWI SKÅL 30
12. KOKOSKIRSEBÆRSKÅL 32
13. AÇAÍ SKÅL MED KÅL MIKROGRØNT 34
14. AÇAÍ SKÅL MED PARANØDDER 36
15. AÇAÍ BÆRSKÅL MED GRANATÆBLE 38
16. GRØN MATCHA SKÅL 40
17. AÇAÍ SKÅL MED BANAN OG KOKOSNØD 42
18. HYTTEOST FRUGTSKÅL 44
19. COCONUT BERRY SMOOTHIE BOWL 46
20. SQUASH GOJI SKÅLE 48
21. GOJI SUPERFOOD YOGHURTSKÅL 50
22. GOJI BERRY SMOOTHIE BOWL 52
23. KOKOSBÆRSKÅL 54
24. BUDDHA BÆR SKÅL 56
25. GOJI BERRY YOGHURT SKÅL 58

26. KOKOS FERSKEN SKÅL.. 60
27. BUDDHA CHOKOLADE SKÅL... 62
28. GOJI BERRY CHIA BUDDING SKÅL... 64
29. PITAYA BANANSKÅL... 66
30. KOKOS ANANAS SKÅL.. 68
31. DRAGON FRUIT OG GRANOLA YOGHURT SKÅL... 70
32. DRAGON FRUGT OG KIWI SALAT.. 72
33. PITAYA BÆRSKÅL... 74
34. PITAYA GRØN SKÅL.. 76
35. GRØN AVOCADO SKÅL... 78
36. KOKOS PAPAYA SKÅL... 80
37. BUDDHA TROPICAL BOWL... 82
38. BUDDHA PEANUT BUTTER BOWL... 84
39. KOKOS MANGO SKÅL... 86
40. ÆBLETÆRTE FARRO MORGENMADSSKÅLE.. 88
41. GRANATÆBLE OG FREEKEH TABBOULEH SKÅLE... 90
42. C-VITAMIN PAPAYA SKÅLE.. 92
43. GOJI BÆR HAVREGRYNSSKÅL.. 94
44. GRØN AÇAÍ SKÅL MED FRUGT OG BÆR... 96
45. BUDDHA GRØN SKÅL... 98
46. GRØN POWER FRUGTSKÅL... 100
47. JORDNØDDESMØR BANANSKÅL.. 102
48. CHOKOLADE PROTEIN SKÅL.. 104
49. TOFU BÆR SKÅL.. 106
50. GRØN GUDINDE FRUGTSKÅL... 108
REGNBUE FRUGTSALATER... 110
51. EKSOTISK FRUGTSALAT... 111
52. FESTLIG FRUGTSALAT.. 113
53. FRUGTSALAT OM VINTEREN... 115
54. CREMET TROPISK FRUGTSALAT... 117
55. FRUGTSALAT I FILIPPINSK STIL.. 119

56. HAUPIA MED EKSOTISK FRUGTSALAT...121

57. AMBROSIA FRUGTSALAT...123

58. FRUGTSALAT MED MYNTEDRESSING...125

59. SRI LANKAS FRUGTSALAT..127

60. MIMOSA FRUGTSALAT..129

61. MOJITO FRUGTSALAT..131

62. MARGARITA FRUGTSALAT..133

63. FRUGT- OG NØDDESALAT...135

64. FRUGTSALAT MED NØDDER...137

65. FRUGT PARFAIT SALAT..139

RAINBOW VEGGIE SALAT SKÅLE..141

66. REGNBUESALAT..142

67. NASTURTIUM OG DRUESALAT...145

68. STEDMODERBLOMST SALAT..147

69. GRØN SALAT MED SPISELIGE BLOMSTER..149

70. SOMMERSALAT MED TOFU OG SPISELIGE BLOMSTER......................................151

RAINBOW POKE BOWLS...154

71. DRAGON FRUGT OG LAKS POKE BOWL...155

72. HAWAIIANSK AHI POKE...157

73. TUN POKE SKÅLE MED MANGO...159

74. SPICY TUNA POKE BOWL..162

75. SHOYU OG SPICY MAYO SALMON POKE BOWL..165

76. CALIFORNIA IMITATION CRAB POKE BOWLS..168

77. KRYDREDE KRABBE POKE BOWLS..170

78. CREMET SRIRACHA REJE POKE BOWLS...173

79. FISK OG WASABI POKE BOWL..176

80. KETO SPICY AHI TUN POKE BOWL..179

81. LAKS OG KIMCHI MED MAYO POKE..181

82. KIMCHI LAKSESTIK..183

83. SEARED TUNA POKE BOWLS...185

RAINBOW SUSHI SKÅLE..188

84. ORANGE SUSHI KOPPER 189
85. STEG SUSHI SKÅL 192
86. SUSHISKÅL MED ÆG, OST OG GRØNNE BØNNER 194
87. PEACH SUSHI SKÅL 196
88. RATATOUILLE SUSHI SKÅL 198
89. CRUNCHY FRIED TOFU SUSHI BOWL 200
90. AVOCADO SUSHI SKÅL 203
REGNBUE BUDDHA SKÅLE 205
91. TOFU SCRAMBLE SKÅLE MED ROSENKÅL 206
92. NIÇOISE SKÅLE MED LINSER OG RØGET LAKS 209
93. SKÅLE MED RØGET LAKS OG SOBA NUDLER 212
94. MAROKKANSKE LAKS OG HIRSE SKÅLE 214
95. THAI KOKOS KARRY SKÅLE 217
96. VEGETARISKE SUSHI SKÅLE 220
97. BLOMKÅL FALAFEL POWER BOWLS 223
98. BLACK BEAN OG CHORIZO SKÅLE 226
99. SLOW COOKER CONGEE MORGENMADSSKÅLE 229
100. BOGHVEDE OG SORTE BØNNER MORGENMADSSKÅLE 232
KONKLUSION 234

INTRODUKTION

Velkommen til "GLÆDENS REGNBUESKÅLE", et kulinarisk eventyr, der overskrider det sædvanlige og inviterer dig ind i en verden, hvor hver farve på din tallerken er et løfte om både ernæring og ren fornøjelse. I et samfund, der ofte er præget af hurtige liv og forhastede måltider, står disse regnbueskåle som et fyrtårn af glæde - en fejring af den nærende kraft, der findes i det pulserende spektrum af naturens gavmildhed.

Forestil dig at træde ind i et køkken, hvor friske råvarers livlige nuancer skaber en blændende palet, og hver ingrediens er et penselstrøg på lærredet af et sundt måltid. "GLÆDENS REGNBUESKÅLE" er ikke bare en samling af opskrifter; de er en ode til den glæde, der kommer af at omfavne en bred vifte af ingredienser, der hver især bidrager til dit velvære på en unik måde.

I denne kogebog begiver vi os ud på en rejse gennem smag og farver, hvor vi udforsker den ernæringsrigdom, som hver ingrediens bringer til bordet. Hver skål er et kulinarisk mesterværk, en symfoni af teksturer og smag, der ikke kun mætter din appetit, men også nærer din krop indefra.

Uanset om du er en, der er velbevandret i verden af sund kost eller en nybegynder, der er ivrig efter at udforske mulighederne for glædelig ernæring, er denne kogebog din guide. Lad os sammen dykke ned i en verden, hvor hver skål er en fest, hver ingrediens er en kilde til vitalitet, og hver bid er et øjeblik af ren glæde.

Så med et åbent hjerte og en appetit på både farve og ernæring, lad siderne i "GLÆDENS REGNBUESKÅLE" være din inspiration. Må dit køkken blive fyldt med den livlighed og godhed, der kommer af at omfavne en regnbue af smag. Her er et glædeligt liv, en farverig skål ad gangen!

REGNBUE FRUGT SKÅLE

1. Kokos vandmelon skål

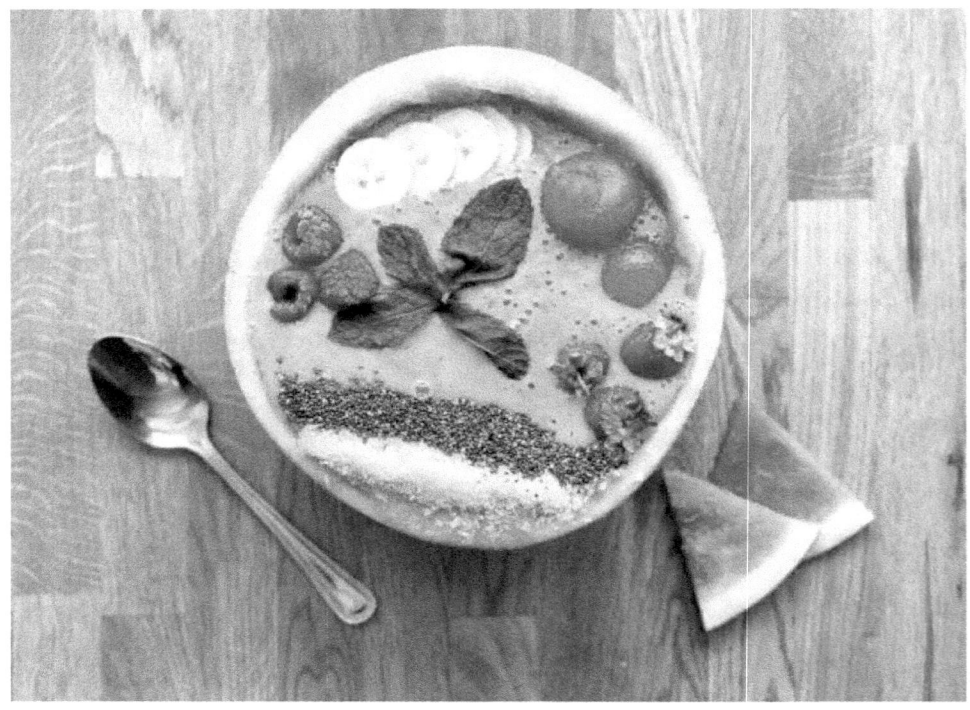

INGREDIENSER:
- 1 kop frosne vandmelonstykker
- 1/2 kop kokosmælk
- 1/2 frossen banan
- 1 spsk mynteblade
- Toppings: Banan i skiver, friske vandmelonstykker, strimlet kokosnød og granola.

INSTRUKTIONER

a) Blend de frosne vandmelonstykker, kokosmælk, frosne bananer og mynteblade i en blender, indtil det er glat. Hæld blandingen i en skål og tilsæt toppings.

2. Vitamin Boost Açaí skål

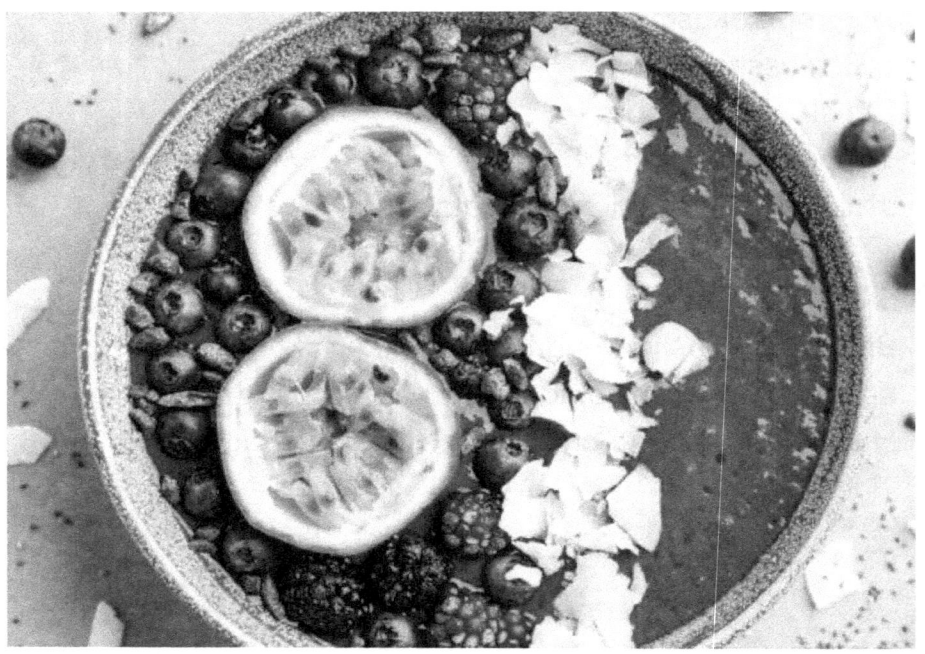

INGREDIENSER:
- ½ Açaí puré
- 1 kop blåbær
- ½ moden avocado
- 1 kop kokosvand eller ikke-mejerimælk
- ½ kop ikke-mejeri yoghurt
- 1 spsk nøddesmør
- 1 spsk kokosolie

INSTRUKTIONER
a) Kom det hele i en blender og nyd.
b) Hvis du vil gøre det til en skål: tilsæt mere Açaí-puré og en frossen banan.
c) Blend indtil tyk, hæld i en skål, og top med dine yndlings friske frugter.

3. Goji Berry Tropical Smoothie Bowl

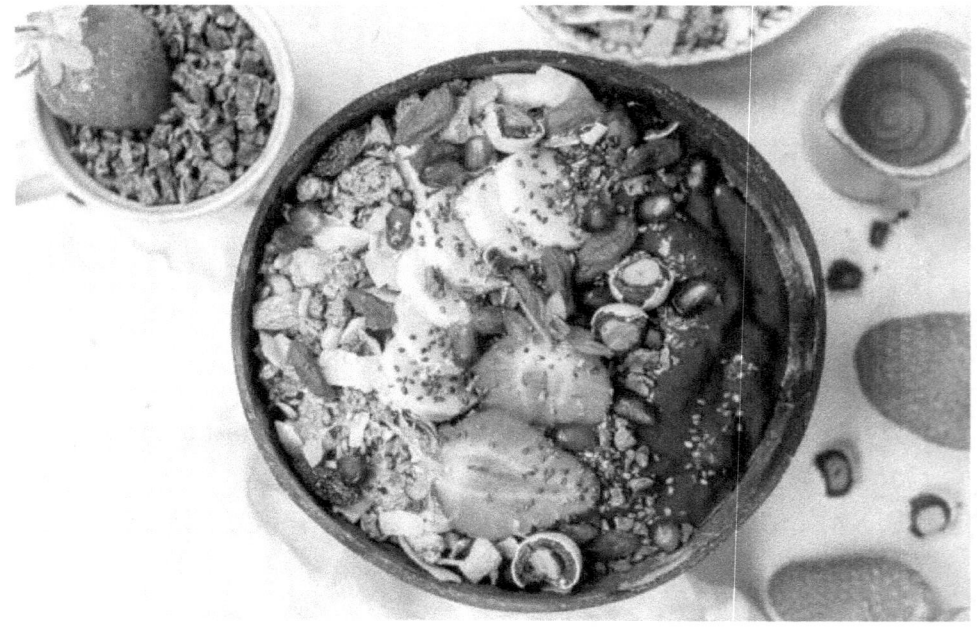

INGREDIENSER:
- 1 kop frossen blandet tropisk frugt
- 1/2 frossen banan
- 1/2 kop kokosmælk
- 1/4 kop gojibær
- Toppings: Banan i skiver, friske bær, revet kokos og granola.

INSTRUKTIONER
a) Blend den frosne blandede tropiske frugt, frosne banan, kokosmælk og gojibær i en blender, indtil den er glat.
b) Hæld blandingen i en skål og tilsæt toppings.

4. Açaí Cherry Smoothie Bowl

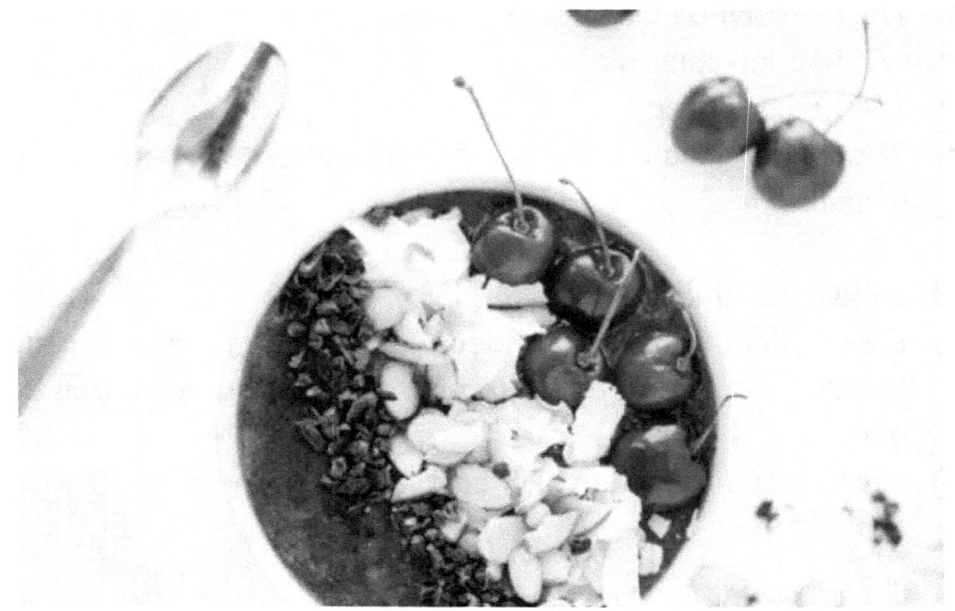

INGREDIENSER:
- 4 spiseskefulde kokosyoghurt
- ½ kop frossen Açaí, der kan skubbes op
- 2 bananer, friske eller frosne
- ½ kop frosne kirsebær
- 1 cm stykke frisk ingefær

Toppings:
- Cashew smør
- Kokosyoghurt
- Figen, skåret i skiver
- Mørke chokolade bidder
- Blåbær
- Kirsebær

INSTRUKTIONER

a) Tilsæt først din kokosyoghurt, før du tilføjer resten af ingredienserne til din blenderbeholder og sæt låget på.
b) Blend på høj i 55 sekunder indtil cremet.
c) Hæld i din yndlings kokosskål, læg ovenpå toppingsene, og nyd!

5. Açaí skål med havmos

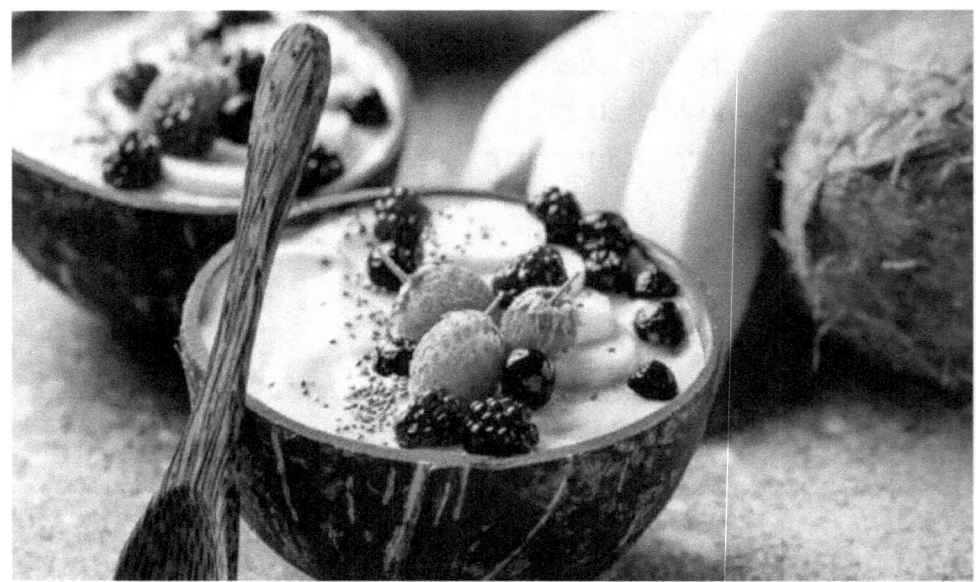

INGREDIENSER:
- Havmos
- Açaí bærpuré
- ½ kop granola
- 2 spsk maca pulver
- 2 spiseskefulde kakaopulver
- 1 spsk mandelsmør
- Frugt efter eget valg
- Kanel

INSTRUKTIONER
a) Bland dine ingredienser og kom lidt frisk frugt ovenpå.
b) God fornøjelse.

6. Açaí Mango Macadamia skål

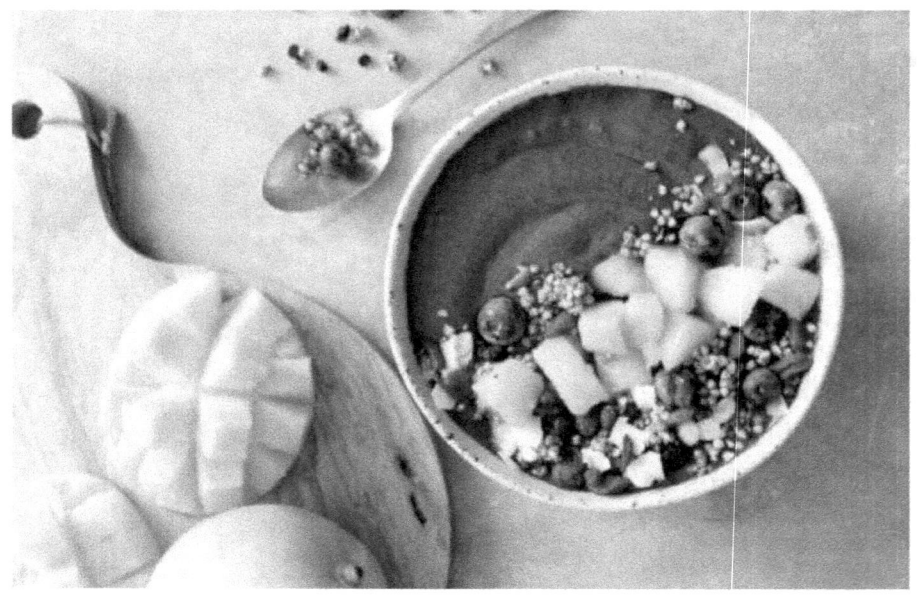

INGREDIENSER:

- ½ Açaí puré
- 1 frossen banan
- ½ kop frossen mango
- ¼ kop macadamianøddemælk
- Håndfuld cashewnødder
- 2 kviste mynte
- Toppings: Mango i skiver, bananer i skiver, ristede kokosskiver

INSTRUKTIONER

a) Blend alle ingredienser , top og nyd din mango macadamia Açaí skål!

7.Flower Power brasiliansk Açaí skål

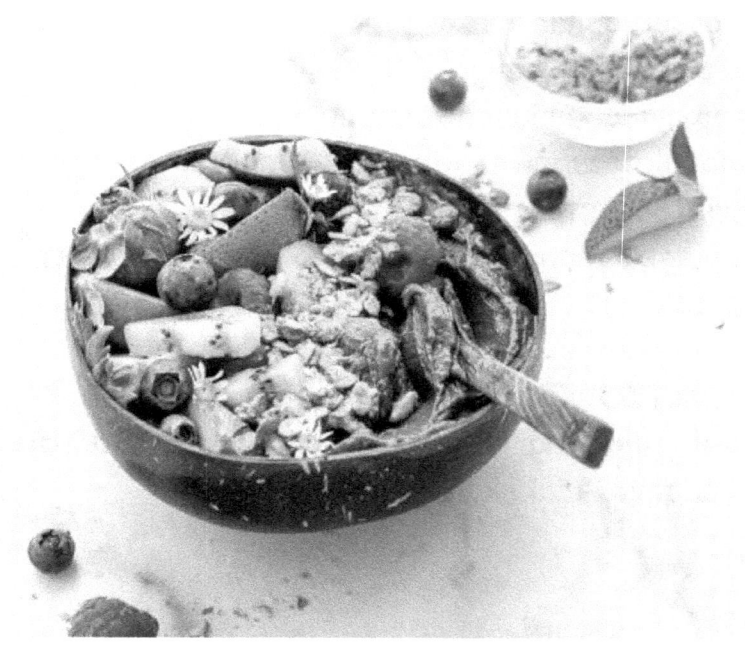

INGREDIENSER:
TIL AÇAÍ
- 200 g frossen açaí
- ½ banan, frossen
- 100 ml kokosvand eller mandelmælk

TOPPINGS
- Granola
- Spiselige blomster
- ½ banan, hakket
- ½ spsk rå honning
- Granatæblekerner
- Strimlet kokosnød
- Pistacienødder

INSTRUKTIONER
a) Tilsæt blot din açaí og banan til en foodprocessor eller blender og blend, indtil det er glat.
b) Afhængigt af hvor kraftig din maskine er, skal du muligvis tilføje en smule væske for at gøre den cremet. Start med 100 ml og tilsæt mere efter behov.
c) Hæld i en skål, tilsæt dine toppings og nyd!

8. Kokos Quinoa morgenmadsskåle

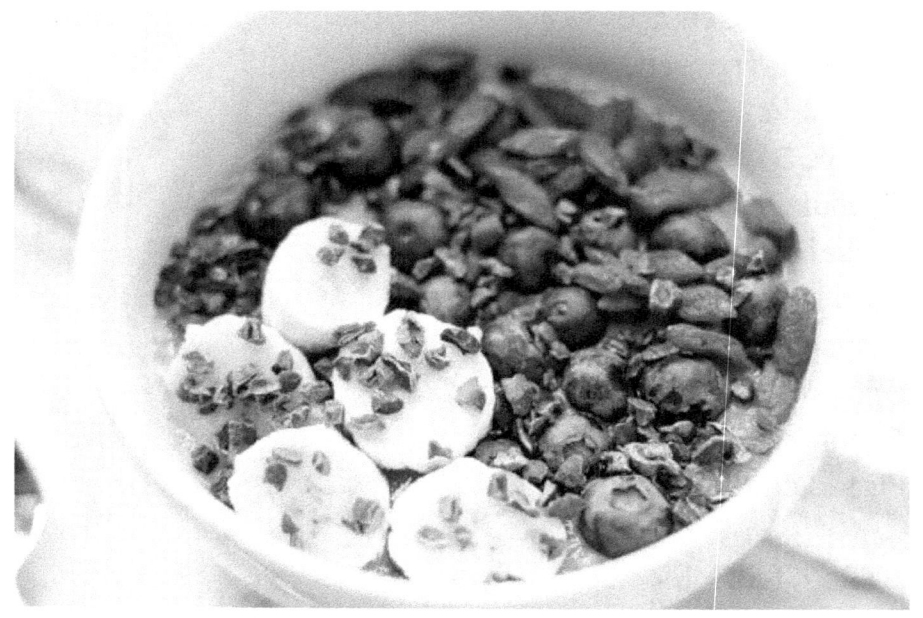

INGREDIENSER:
- 1 spsk kokosolie
- 1½ kopper rød eller sort quinoa, skyllet
- 14-ounce dåse usødet let kokosmælk
- 4 kopper vand
- Fint havsalt
- spiseskefulde honning, agave eller ahornsirup
- 2 tsk vaniljeekstrakt
- Kokosyoghurt
- Blåbær
- Goji bær
- Ristede græskarkerner
- Ristede usødede kokosflager

INSTRUKTIONER
a) Varm olien op i en gryde ved middel varme. Tilsæt quinoaen og rist i ca. 2 minutter under jævnlig omrøring. Rør langsomt dåsen med kokosmælk, vandet og en knivspids salt i. Quinoaen vil boble og sprøjte i starten, men vil hurtigt sætte sig.

b) Bring det i kog, og læg låg på, reducer varmen til lav, og lad det simre, indtil det når en mør, cremet konsistens, cirka 20 minutter. Fjern fra varmen og rør honning, agave, ahornsirup og vanilje i.

c) For at servere skal du dele quinoaen mellem skåle. Top med ekstra kokosmælk, kokosyoghurt, blåbær, gojibær, græskarkerner og kokosflager.

9. Kokos Acai skål

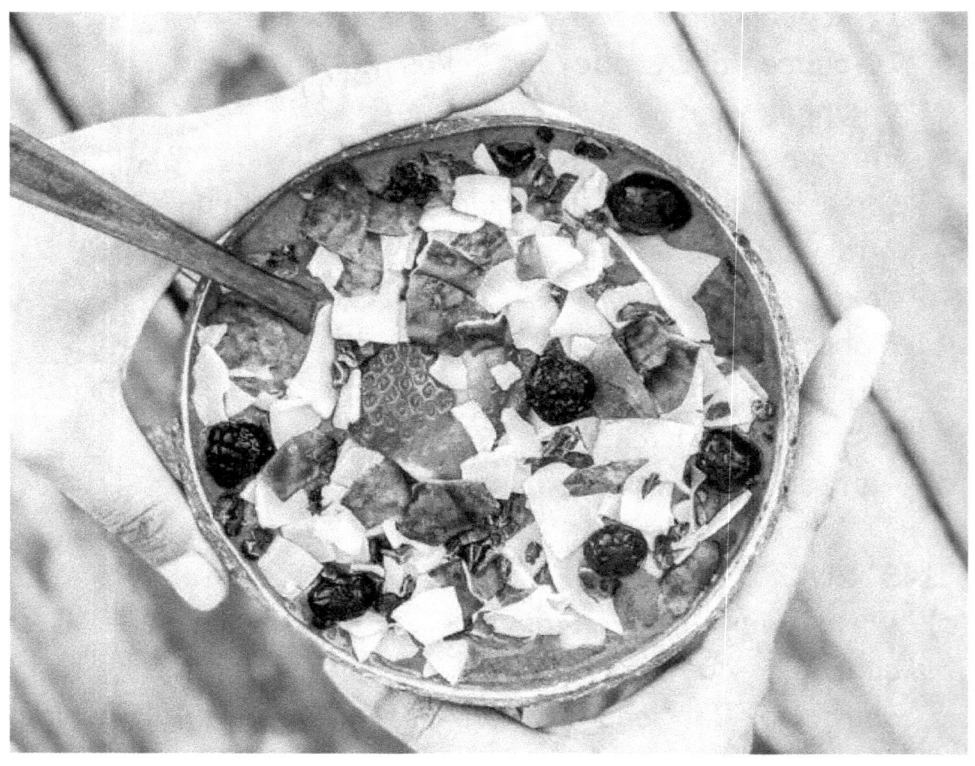

INGREDIENSER:
- 1 pakke frossen acai puré
- 1/2 frossen banan
- 1/2 kop kokosmælk
- 1/4 kop frosne blåbær
- 1 spsk honning
- Toppings: Banan i skiver, strimlet kokosnød, granola og friske bær.

INSTRUKTIONER
a) Blend acai-puré, frossen banan, kokosmælk, blåbær og honning i en blender, indtil det er glat.
b) Hæld blandingen i en skål og tilsæt toppings.

10. Açaí Bærskål med citrongræsinfusion

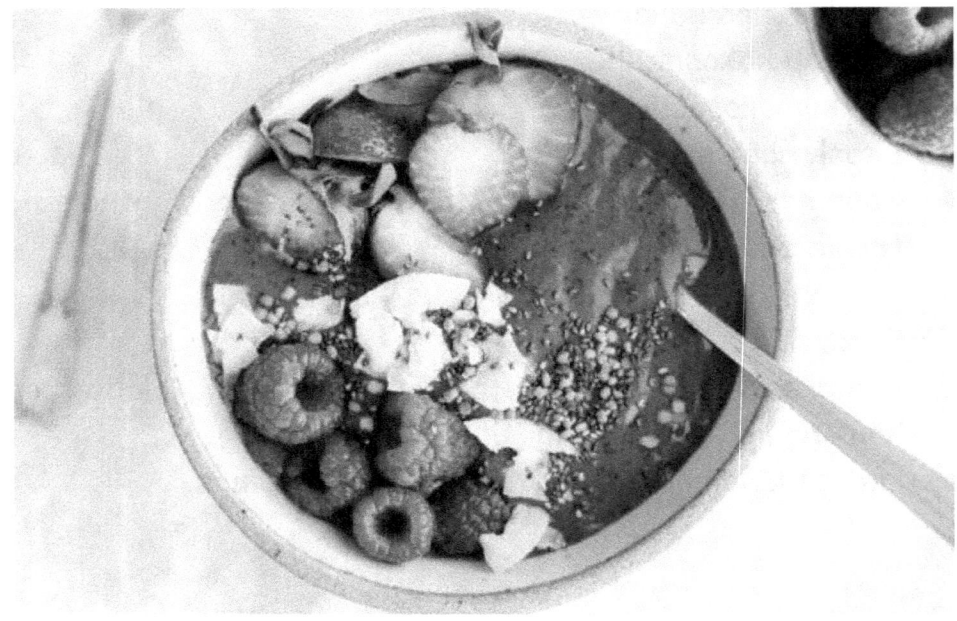

INGREDIENSER:
- 2 spsk friske hindbær
- 2 spsk friske brombær
- 2 spsk friske blåbær
- 2 spsk friske solbær
- 2 teskefulde Açaí bærpulver
- 800 ml citrongræs infusion, kold
- lidt mineralvand
- et skvæt ahornsirup eller en knivspids steviapulver

INSTRUKTIONER

a) Kom de friske bær og Açaí-bærpulver i en blender eller foodprocessor, tilsæt citrongræsinfusionen og blend til en glat, silkeagtig konsistens.
b) Tilsæt eventuelt lidt mineralvand for at opnå den konsistens, du kan lide.

11. Kokos Kiwi skål

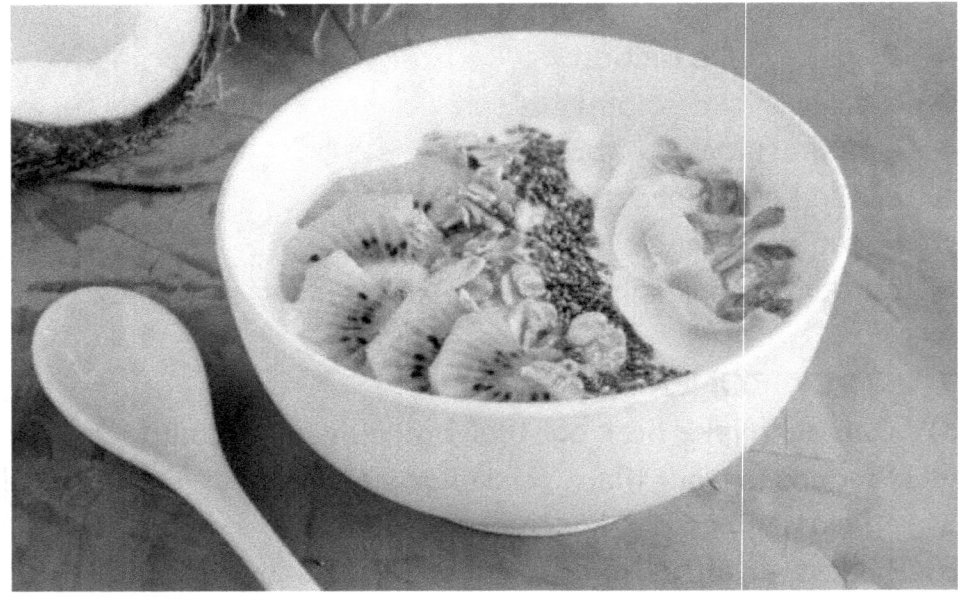

INGREDIENSER:
- 1/2 kop frossen kiwi
- 1/2 kop kokosmælk
- 1/2 frossen banan
- 1 spsk hørfrø
- Toppings: Banan i skiver, friske kiwiskiver, strimlet kokosnød og granola.

INSTRUKTIONER
a) Blend den frosne kiwi, kokosmælk, frosne banan og hørfrø i en blender, indtil den er glat.
b) Hæld blandingen i en skål og tilsæt toppings.

12. Kokoskirsebærskål

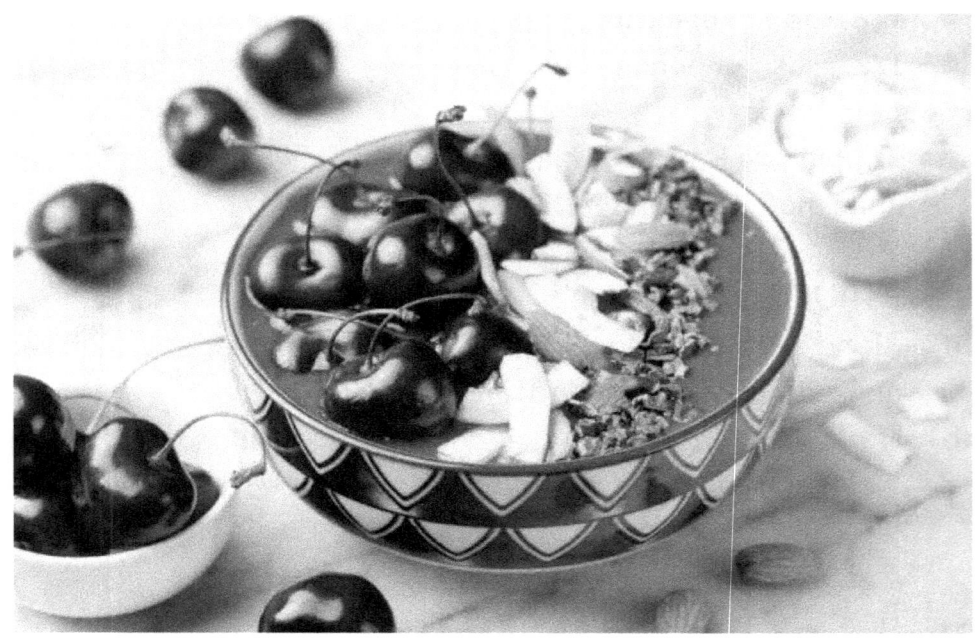

INGREDIENSER:

- 1/2 kop frosne kirsebær
- 1/2 kop kokosmælk
- 1/2 frossen banan
- 1 spsk kakaonibs
- Toppings: Banan i skiver, friske kirsebær, revet kokos og granola.

INSTRUKTIONER

a) Blend de frosne kirsebær, kokosmælk, frosne bananer og kakaonibs i en blender, indtil det er glat.
b) Hæld blandingen i en skål og tilsæt toppings.

13. Açaí skål med kål mikrogrønt

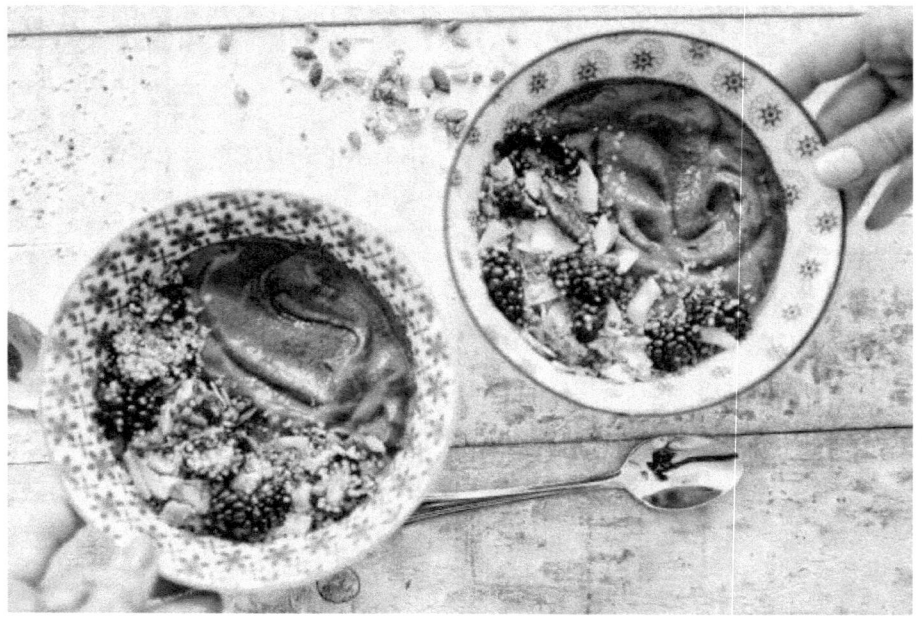

INGREDIENSER:

- ½ kop kål mikrogrønt
- 1 frossen banan
- 1 kop frosne røde bær
- 4 spiseskefulde Açaí-pulver
- ¾ kop mandel- eller kokosmælk
- ½ kop almindelig græsk yoghurt
- ¼ teskefuld mandelekstrakt

GARNISER:

- Ristede kokosflager
- Frisk frugt såsom ferskenskiver, blåbær, hindbær, brombær, jordbær eller kirsebær.
- Granola eller ristede nødder/frø
- Skråbe honning

INSTRUKTIONER

a) Blend mælken og yoghurten i en stor højhastighedsblender. Tilsæt den frosne frugt Açaí, kålmikrogrønt og mandelekstrakt. Fortsæt med at blende på lav indtil glat, tilsæt kun yderligere væske, hvis det er nødvendigt. Den skal være TYK og cremet, ligesom is!

b) Del smoothien i to skåle og top den med alle dine yndlingstoppings.

14. Açaí skål med paranødder

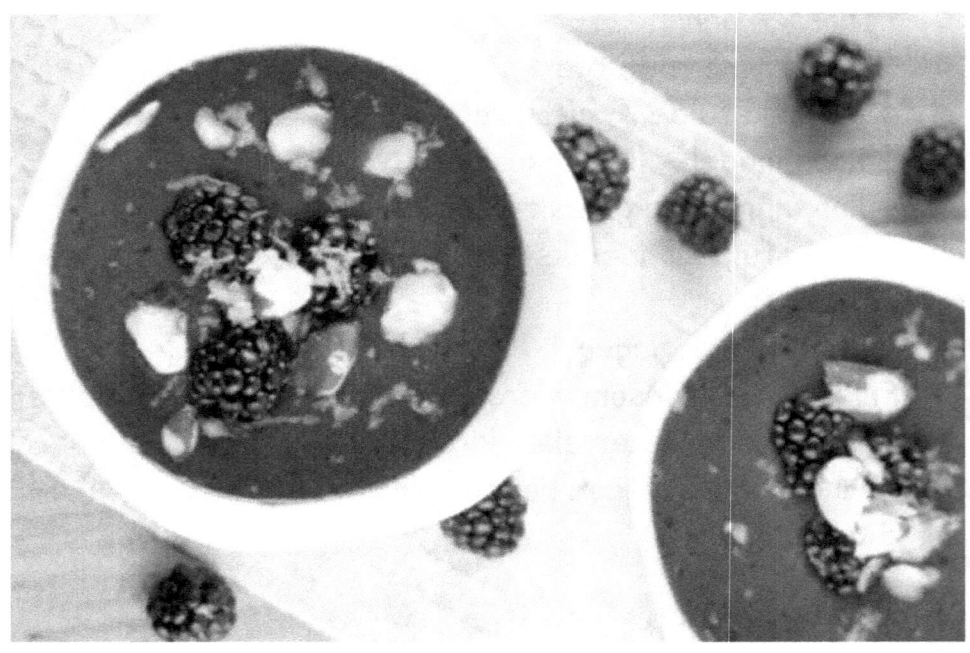

INGREDIENSER:
- ½ kop paranødder
- 2 abrikoser, udblødte
- 1½ dl vand
- 1 spsk Açaí pulver
- ¼ kop brombær, frosne
- 1 knivspids salt

INSTRUKTIONER
a) Bland paranødder i vand og sigt gennem en trådsi.
b) Blend med alle andre ingredienser .

15. Açaí Bærskål med granatæble

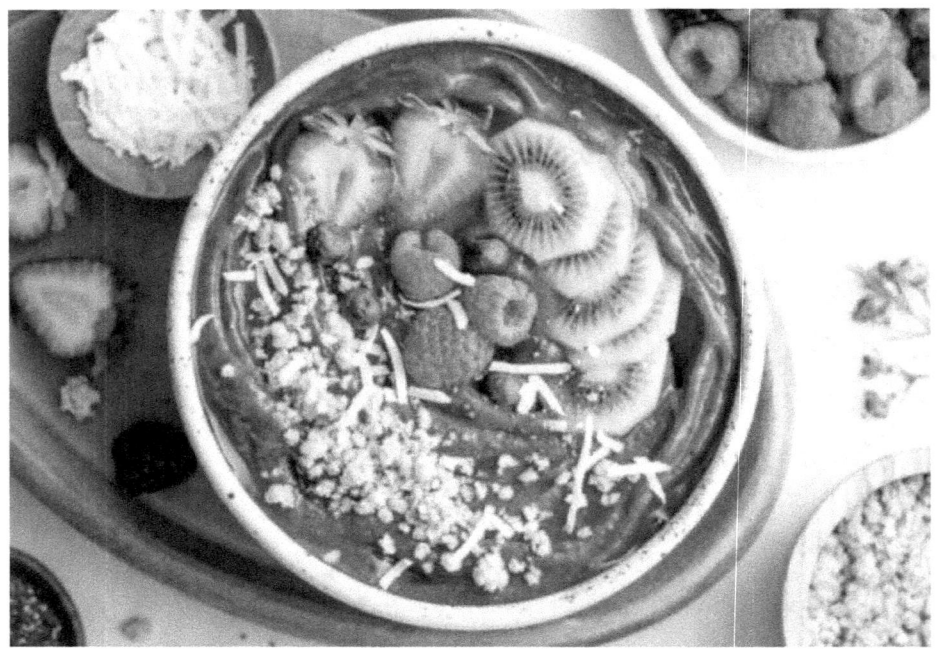

INGREDIENSER:
- 8 ounce frossen Açaí-puré, optøet
- 1 kop frosne hindbær
- 1 kop frosne blåbær
- 1 kop frosne brombær
- 1 kop frosne jordbær
- $\frac{1}{2}$ kop granatæblekerner
- $1\frac{1}{2}$ dl granatæblejuice

INSTRUKTIONER
a) Kombiner Açaí, hindbær, blåbær, brombær, jordbær og granatæblekerner i en stor skål. Fordel blandingen mellem 4 ziplock fryseposer. Frys i op til en måned, indtil den skal serveres.
b) Placer indholdet af en pose i en blender, tilsæt en generøs ⅓ kop granatæblejuice, og blend indtil glat. Server straks.

16. Grøn Matcha skål

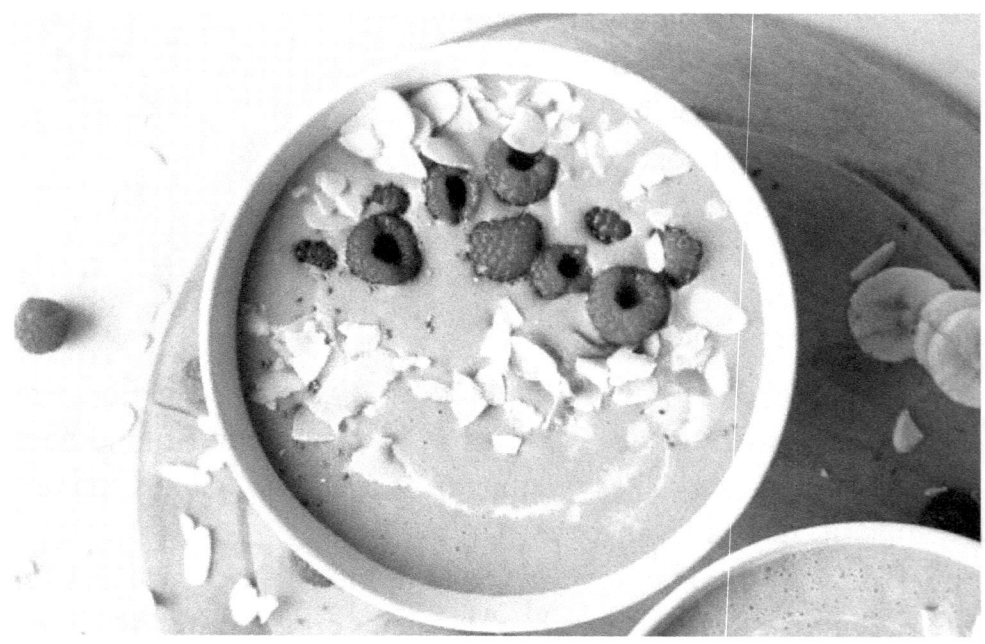

INGREDIENSER:
- 1 frossen banan
- 1/2 kop frosne blandede bær
- 1 tsk matcha pulver
- 1/2 kop mandelmælk
- Toppings: Banan i skiver, friske bær og granola.

INSTRUKTIONER

a) Blend den frosne banan, frosne blandede bær, matchapulver og mandelmælk i en blender, indtil det er glat.
b) Hæld blandingen i en skål og tilsæt toppings.

17. Açaí skål med banan og kokosnød

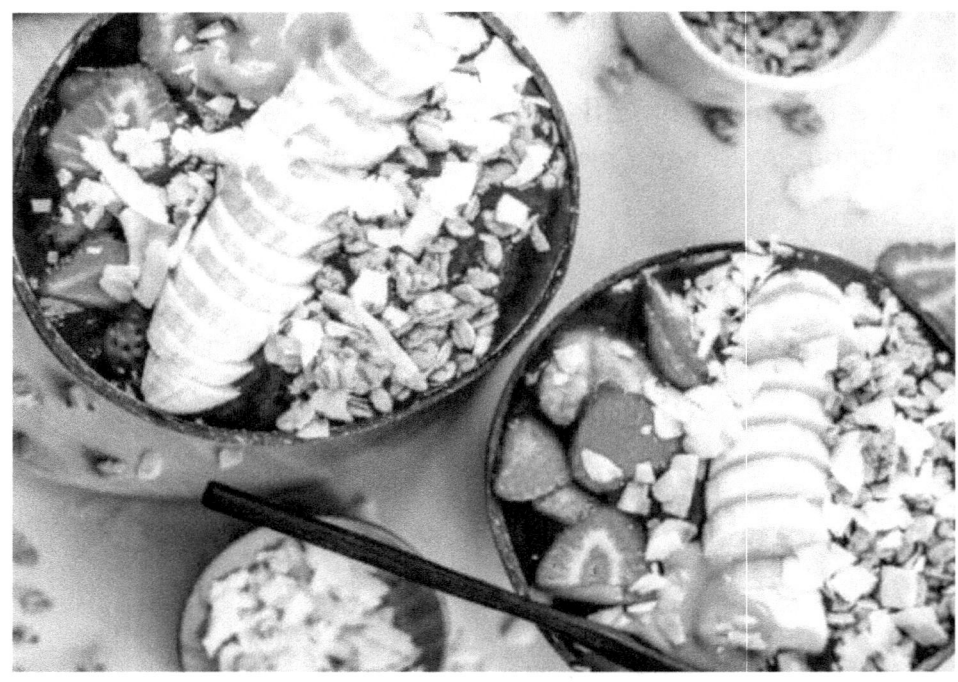

INGREDIENSER:
- ¾ kop æblejuice
- ½ kop kokosyoghurt
- 1 banan
- 2 kopper frosne blandede bær
- 150 g frossen Açaí Puré

Toppings:
- Jordbær
- Banan
- Granola
- Kokosflager
- Jordnøddesmør

INSTRUKTIONER:

a) Tilsæt æblejuice og kokosyoghurt i din blender.

b) Tilsæt resten af ingredienserne og sæt låget på. Vælg variabel 1 og øg langsomt til variabel 10. Brug tamperen til at skubbe ingredienserne ind i knivene og blend i 55 sekunder eller indtil glat og cremet.

18. Hytteost frugtskål

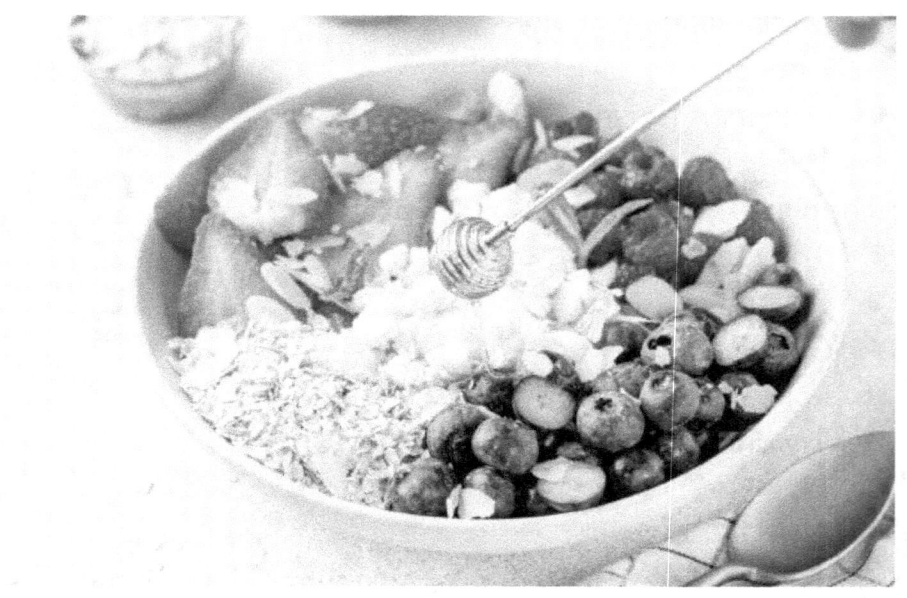

INGREDIENSER:
- 1 kop hytteost
- 1/2 kop fersken i skiver
- 1/2 kop snittede jordbær
- 1/4 kop hakkede valnødder
- 1 spsk honning

INSTRUKTIONER
a) Bland hytteost og honning i en skål.
b) Top med snittede ferskner, snittede jordbær og hakkede valnødder.

19. Coconut Berry Smoothie Bowl

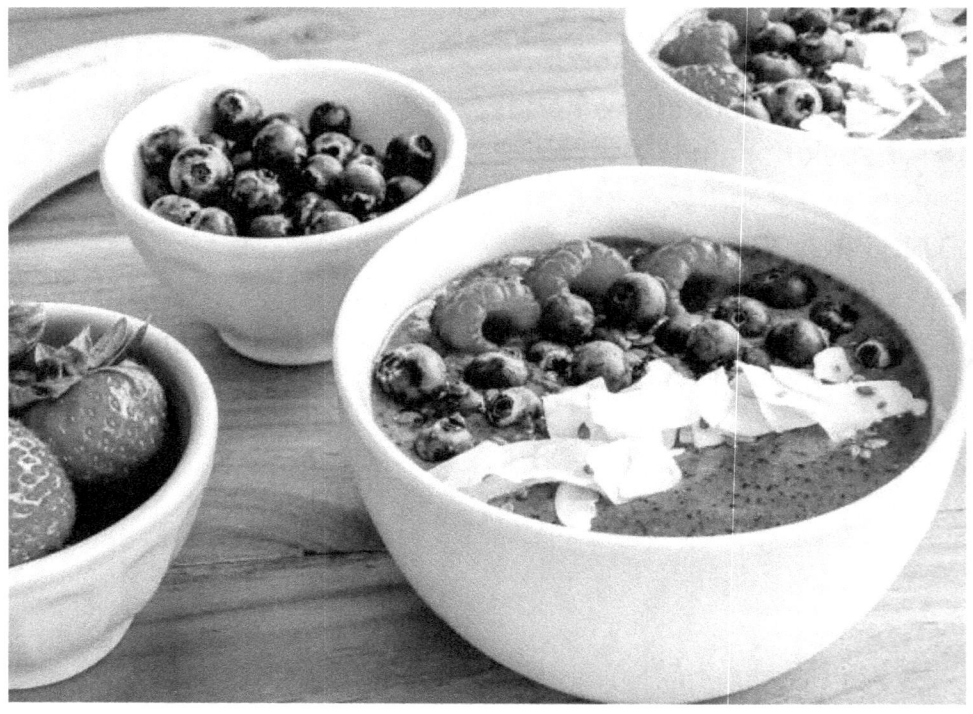

INGREDIENSER:

- 1 kop frosne blandede bær
- 1/2 kop kokosmælk
- 1 frossen banan
- 1 spsk honning
- Toppings: Banan i skiver, friske bær, revet kokos og granola.

INSTRUKTIONER

a) Blend de frosne blandede bær, kokosmælk, frossen banan og honning i en blender, indtil det er glat.
b) Hæld blandingen i en skål og tilsæt toppings.

20. Squash Goji skåle

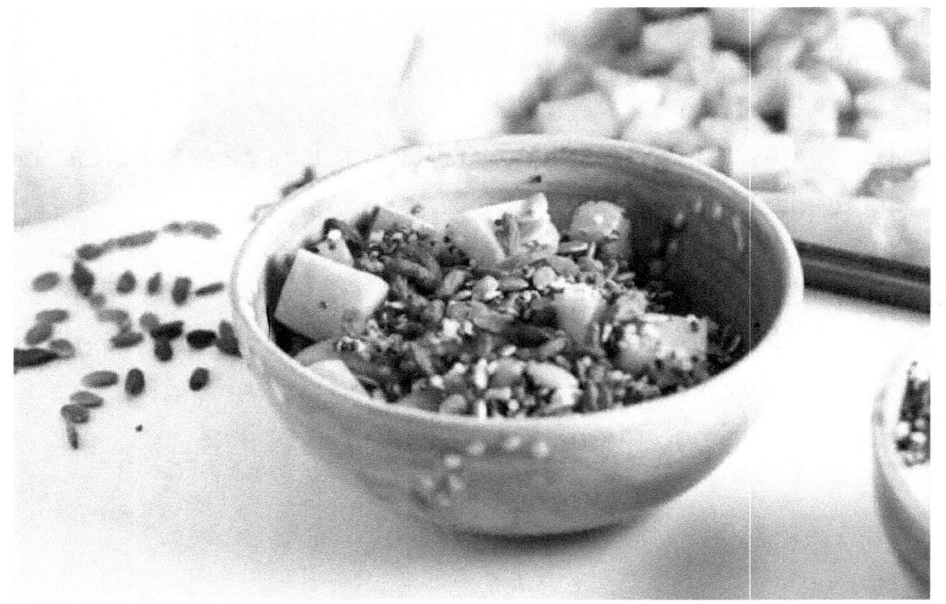

INGREDIENSER:
- 2 mellemstore agern squash
- 4 tsk kokosolie
- 1 spsk ahornsirup eller brun farin
- 1 tsk garam masala
- Fint havsalt
- 2 kopper almindelig græsk yoghurt
- Granola
- Goji bær
- Granatæbler
- Hakkede pekannødder
- Ristede græskarkerner
- Nøddesmør
- Hampefrø

INSTRUKTIONER
a) Forvarm ovnen til 375°F.
b) Skær squashen i halve fra stilk til bund. Skrab ud og kassér frøene. Pensl kødet af hver halvdel med olie og ahornsirup, og drys derefter med garam masala og en knivspids havsalt. Læg squashen på en bageplade med kant med snitsiden nedad. Bages indtil de er bløde, 35 til 40 minutter.
c) Vend squashen og afkøl let.
d) Til servering skal du fylde hver squash halvdel med yoghurt og granola. Top med gojibær, granatæble, pekannødder og græskarkerner, dryp med nøddesmør og drys med hampefrø.

21.Goji superfood yoghurtskål

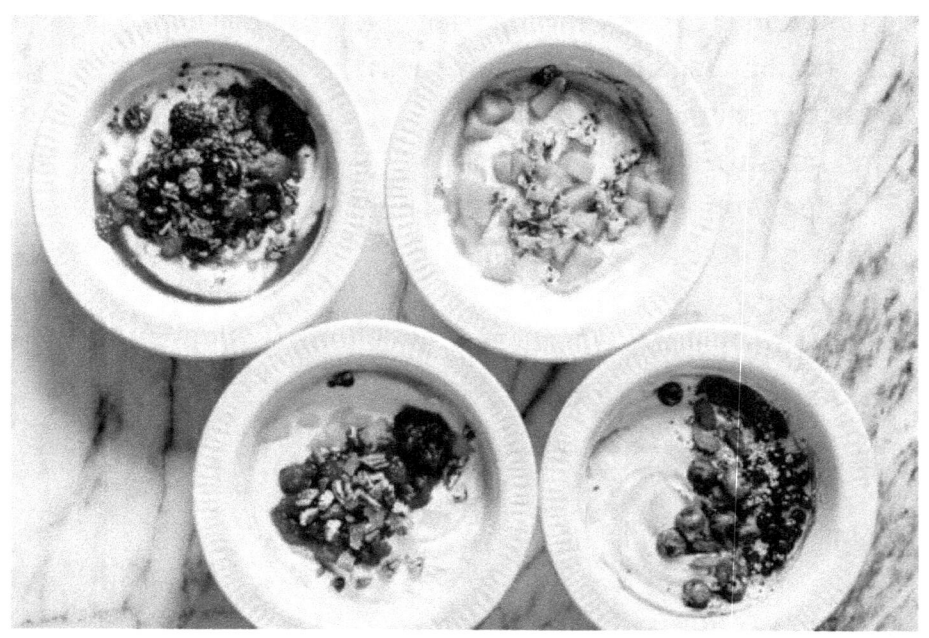

INGREDIENSER:
- 1 kop græsk yoghurt
- 1 tsk kakaopulver
- ½ tsk vanilje
- Granatæblekerner
- Hampefrø
- Chia frø
- Goji bær
- Blåbær

INSTRUKTIONER
a) Bland alle ingredienserne i en skål.

22. Goji Berry Smoothie Bowl

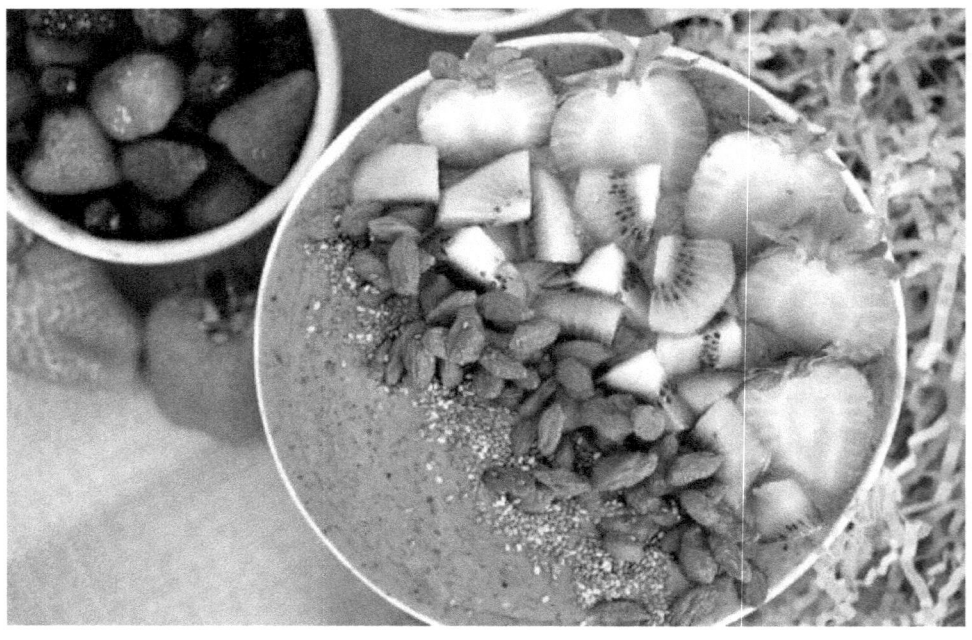

INGREDIENSER:
- 1/2 kop frosne blandede bær
- 1/2 frossen banan
- 1/2 kop mandelmælk
- 1/4 kop gojibær
- Toppings: Banan i skiver, friske bær, revet kokos og granola.

INSTRUKTIONER
a) Blend de frosne blandede bær, frosne bananer, mandelmælk og gojibær i en blender, indtil de er glatte.
b) Hæld blandingen i en skål og tilsæt toppings.

23. Kokosbærskål

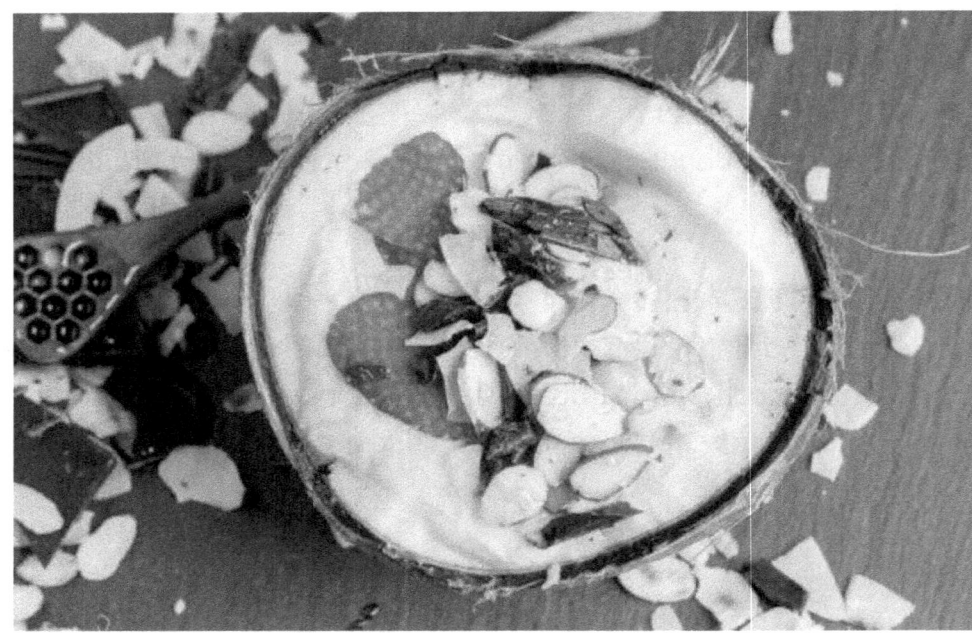

INGREDIENSER:

- 1/2 kop frosne blandede bær
- 1/2 kop kokosmælk
- 1/2 frossen banan
- 1 spsk mandelsmør
- Toppings: Banan i skiver, friske bær, revet kokos og granola.

INSTRUKTIONER

a) Blend de frosne blandede bær, kokosmælk, frossen banan og mandelsmør i en blender, indtil det er glat.
b) Hæld blandingen i en skål og tilsæt toppings.

24. Buddha bær skål

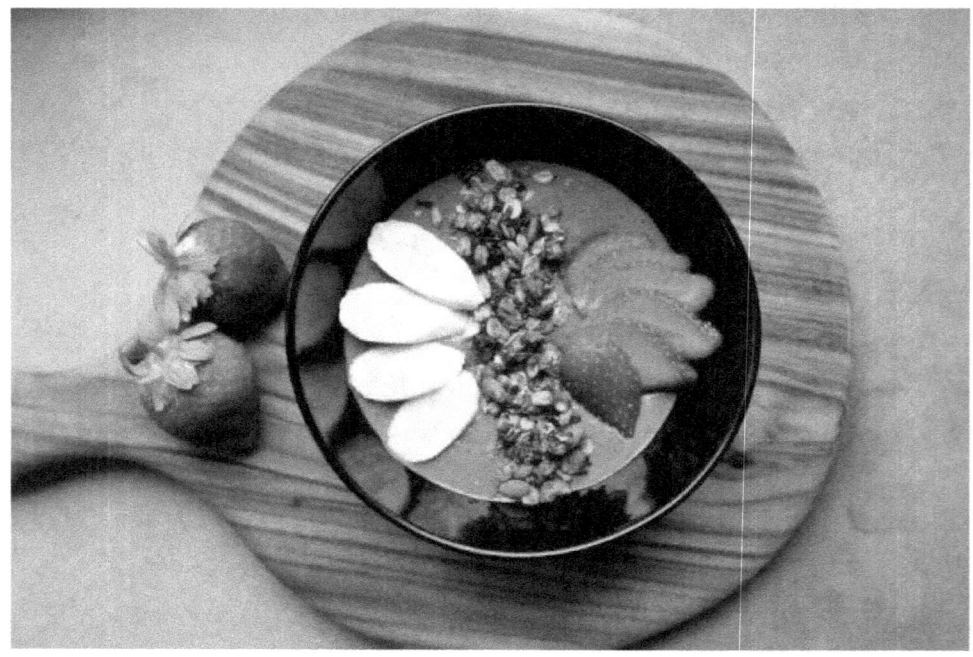

INGREDIENSER:
- 1/2 kop frosne blandede bær
- 1/2 frossen banan
- 1/2 kop græsk yoghurt
- 1/4 kop granola
- Toppings: Banan i skiver, friske bær og revet kokosnød.

INSTRUKTIONER
a) Bland de frosne blandede bær, frossen banan, græsk yoghurt og granola i en skål.
b) Top med skåret banan, friske bær og revet kokosnød.

25.Goji Berry Yoghurt skål

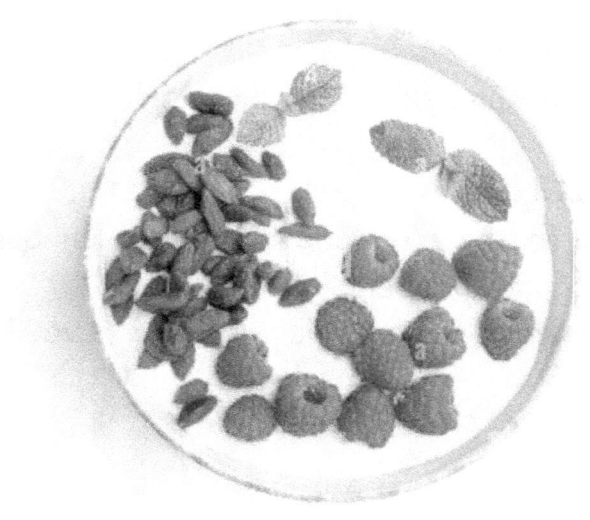

INGREDIENSER:

- 1 kop græsk yoghurt
- 1/4 kop gojibær
- 1/4 kop granola
- 1 spsk honning
- Toppings: Banan i skiver og friske bær.

INSTRUKTIONER

a) Bland græsk yoghurt, gojibær, granola og honning i en skål.
b) Top med skåret banan og friske bær.

26. Kokos fersken skål

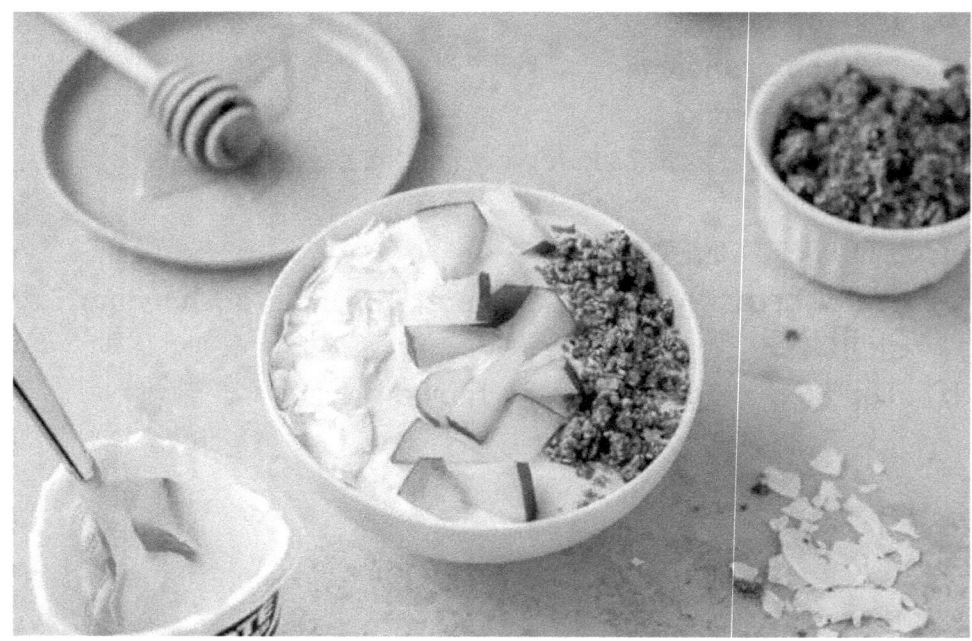

INGREDIENSER:
- 1/2 kop frosne ferskner
- 1/2 kop kokosmælk
- 1/2 frossen banan
- 1 spsk macadamianødder
- Toppings: Banan i skiver, frisk ferskenskiver, strimlet kokosnød og granola.

INSTRUKTIONER

a) Blend de frosne ferskner, kokosmælk, frosne bananer og macadamianødder i en blender, indtil de er glatte.
b) Hæld blandingen i en skål og tilsæt toppings.

27. Buddha Chokolade skål

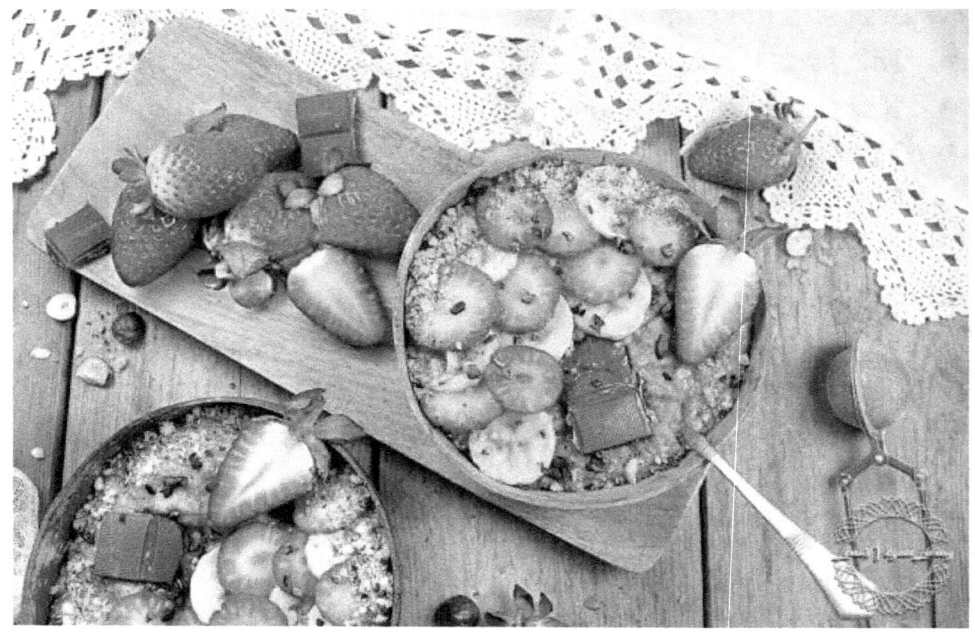

INGREDIENSER:

- 1/2 kop frosne blandede bær
- 1/2 frossen banan
- 1/2 kop mandelmælk
- 1 spsk kakaopulver
- Toppings: Banan i skiver, friske bær og granola.

INSTRUKTIONER

a) Blend de frosne blandede bær, frossen banan, mandelmælk og kakaopulver i en blender, indtil det er glat.
b) Hæld blandingen i en skål og tilsæt toppings.

28. Goji Berry Chia Budding skål

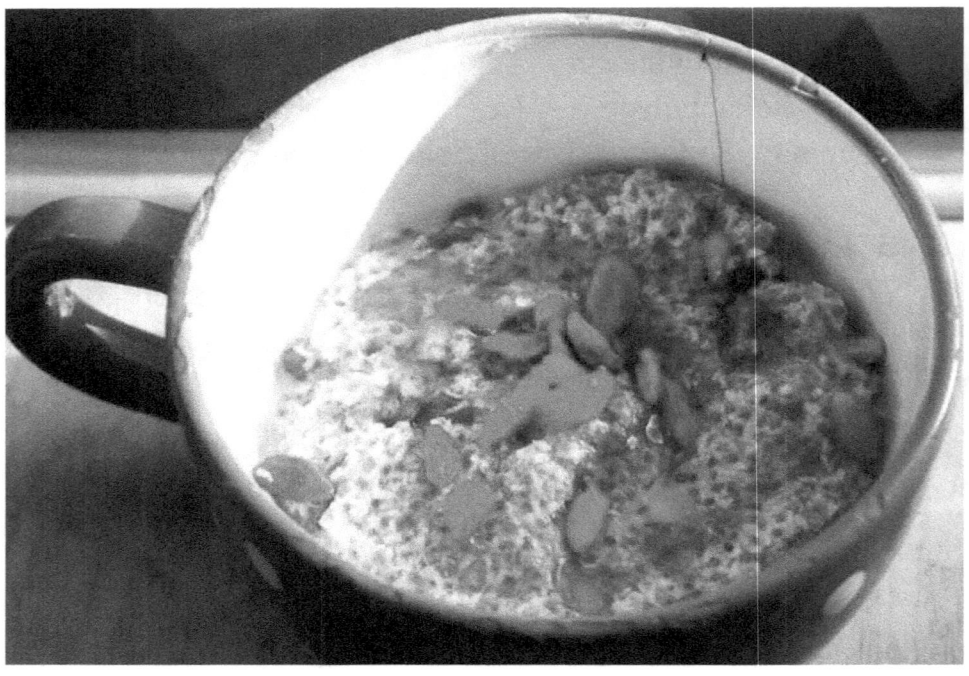

INGREDIENSER:

- 1/2 kop chiafrø
- 1 1/2 dl mandelmælk
- 1/4 kop gojibær
- 1 spsk honning
- Toppings: Banan i skiver og friske bær.

INSTRUKTIONER

a) Bland chiafrø, mandelmælk, gojibær og honning i en skål. Lad stå i køleskabet i mindst 1 time eller natten over.
b) Top med skåret banan og friske bær.

29. Pitaya bananskål

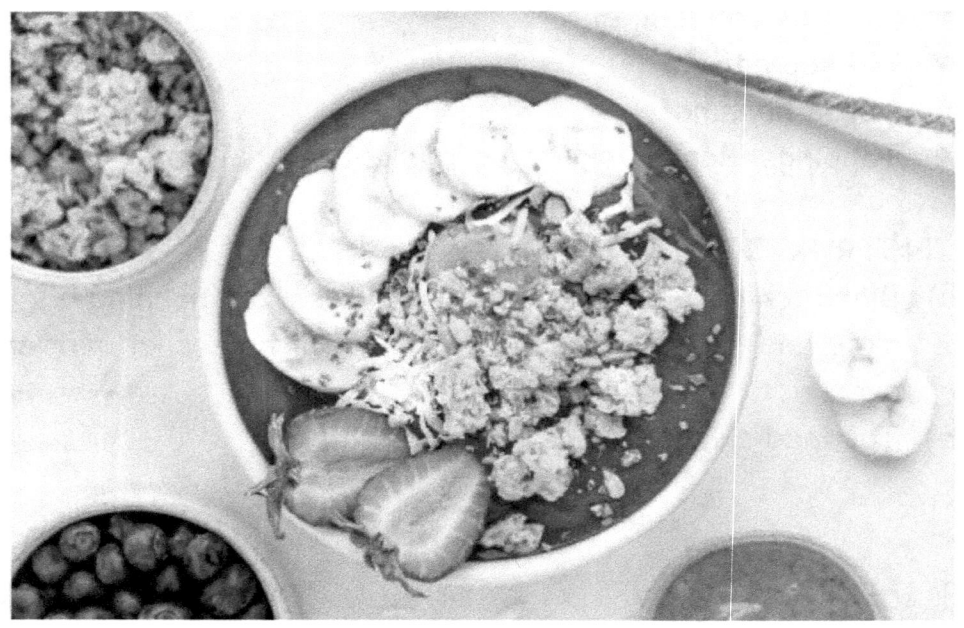

INGREDIENSER:
- 1 frossen pitaya pakke
- 1 frossen banan
- 1/2 kop kokosmælk
- 1 spsk honning
- Toppings: Banan i skiver, granola og revet kokosnød.

INSTRUKTIONER
a) Blend den frosne pitaya-pakke, frosne banan, kokosmælk og honning i en blender, indtil den er glat.
b) Hæld blandingen i en skål og tilsæt toppings.

30. Kokos ananas skål

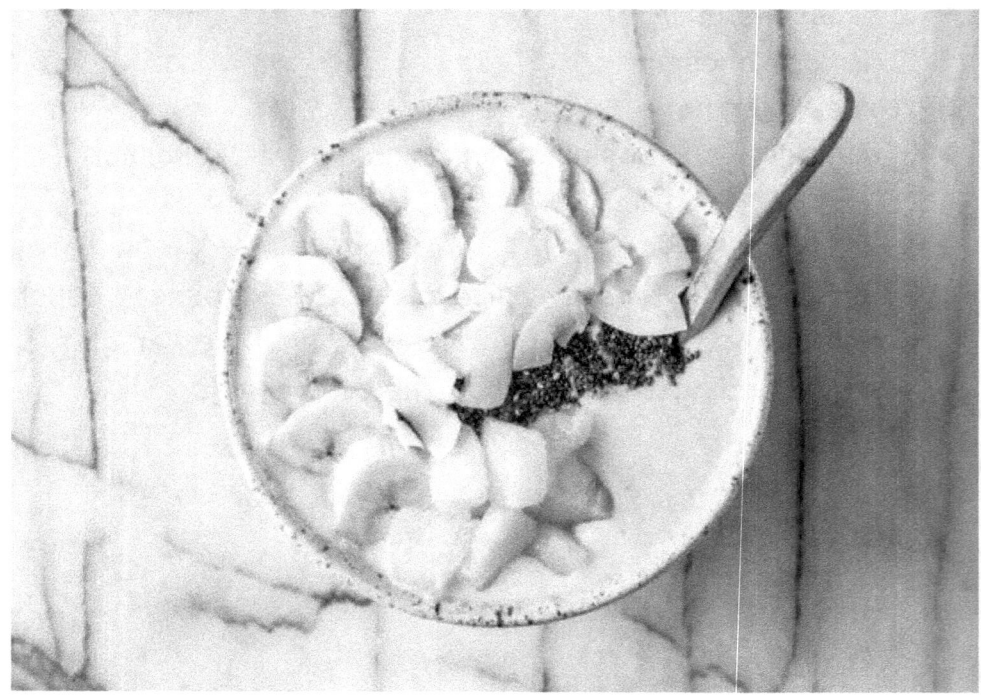

INGREDIENSER:
- 1/2 kop frossen ananas
- 1/2 kop kokosmælk
- 1/2 frossen banan
- 1 spsk chiafrø
- Toppings: Banan i skiver, friske ananasstykker, revet kokosnød og granola.

INSTRUKTIONER
a) Blend den frosne ananas, kokosmælk, frosne banan og chiafrø i en blender til en jævn masse.
b) Hæld blandingen i en skål og tilsæt toppings.

31. Dragon Fruit og Granola Yoghurt skål

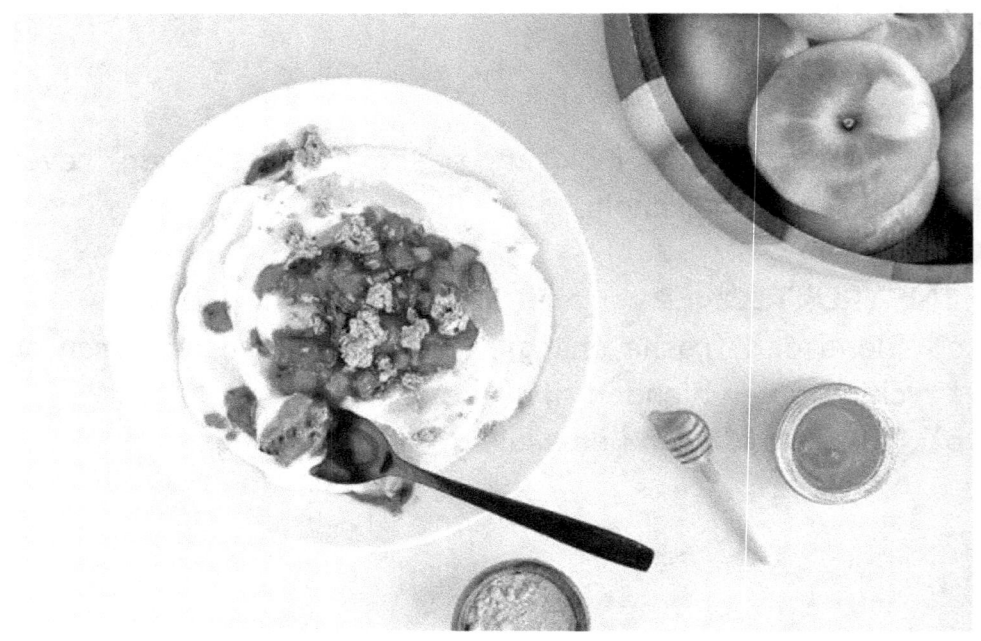

INGREDIENSER:

- 1 dragefrugt
- 1 kop græsk yoghurt
- 1/2 kop granola
- 1 spsk honning

INSTRUKTIONER

a) Skær dragefrugten i halve og skrab kødet ud.
b) Bland den græske yoghurt og honning i en skål.
c) I en separat skål lægges dragefrugtkødet, græsk yoghurtblanding og granola i lag.
d) Gentag lagene, indtil alle ingredienser er brugt.
e) Serveres afkølet.

32. Dragon Frugt og Kiwi salat

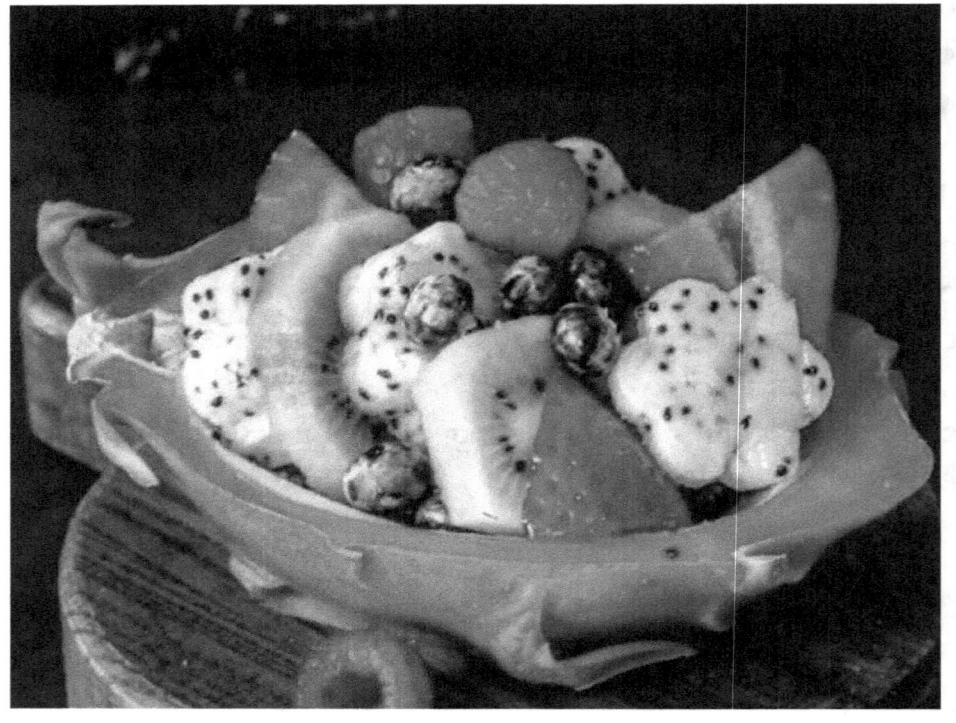

INGREDIENSER:

- 1 dragonfrugt, skåret i to, taget ud og skåret i tern
- 1 kiwi, skrællet og skåret i skiver
- $\frac{1}{2}$ kop blåbær
- $\frac{1}{2}$ kop hindbær
- $\frac{1}{2}$ kop jordbær

INSTRUKTIONER

a) Skrab forsigtigt dragefrugtkødet ud af dragefrugten med en ske, og lad skrællen være i takt til brug som serveringsskål.
b) Skær dragefrugt, kiwi og jordbær i tern.
c) Bland og læg tilbage i pitaya skræl som en skål.

33. Pitaya bærskål

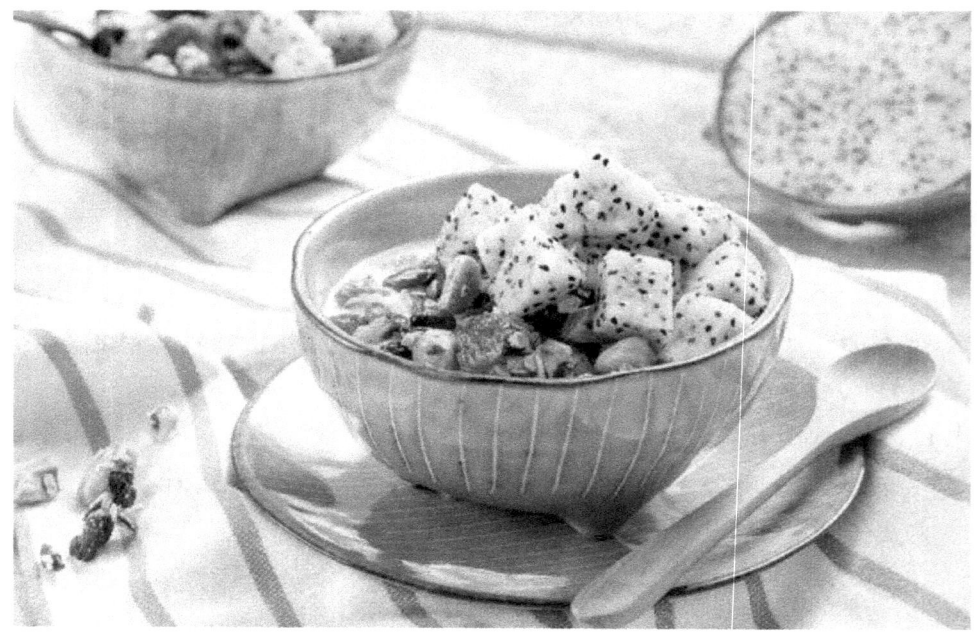

INGREDIENSER:

- 1 frossen pitaya pakke
- 1/2 kop frosne blandede bær
- 1/2 frossen banan
- 1/2 kop mandelmælk
- Toppings: friske bær, skiver banan, granola og revet kokosnød.

INSTRUKTIONER

a) Blend den frosne pitaya-pakke, frosne blandede bær, frosne bananer og mandelmælk i en blender, indtil den er glat.
b) Hæld blandingen i en skål og tilsæt toppings.

34. Pitaya grøn skål

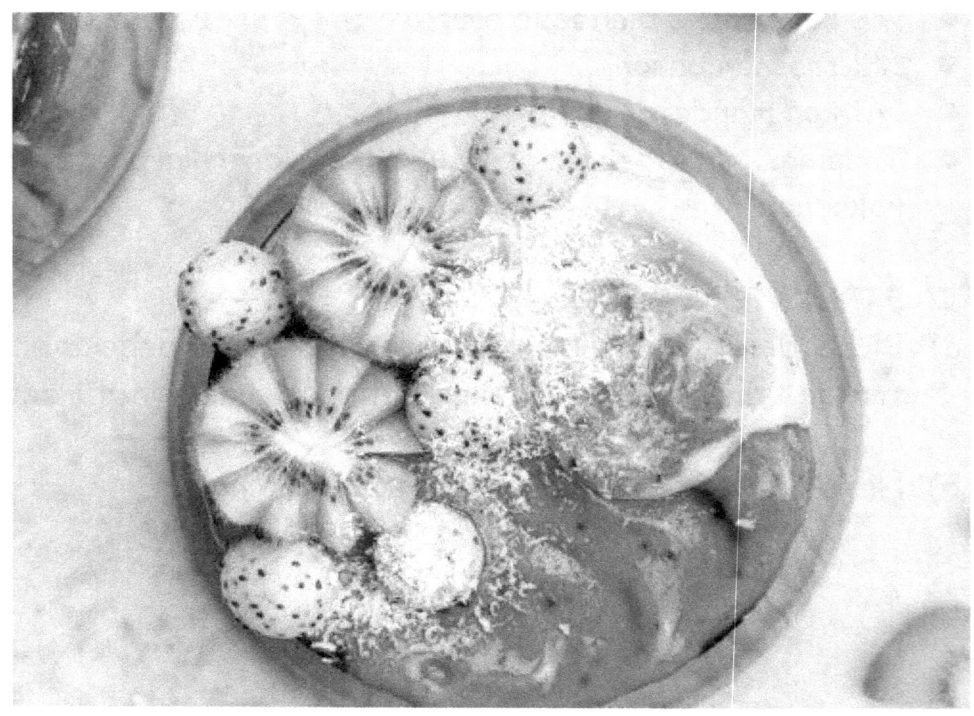

INGREDIENSER:
- 1 frossen pitaya pakke
- 1/2 frossen banan
- 1/2 kop frossen ananas
- 1/2 kop spinat
- 1/2 kop kokosvand
- Toppings: Banan i skiver, friske bær, granola og revet kokosnød.

INSTRUKTIONER
a) Blend den frosne pitaya-pakke, frossen banan, frossen ananas, spinat og kokosvand i en blender, indtil den er glat.
b) Hæld blandingen i en skål og tilsæt toppings.

35. Grøn avocado skål

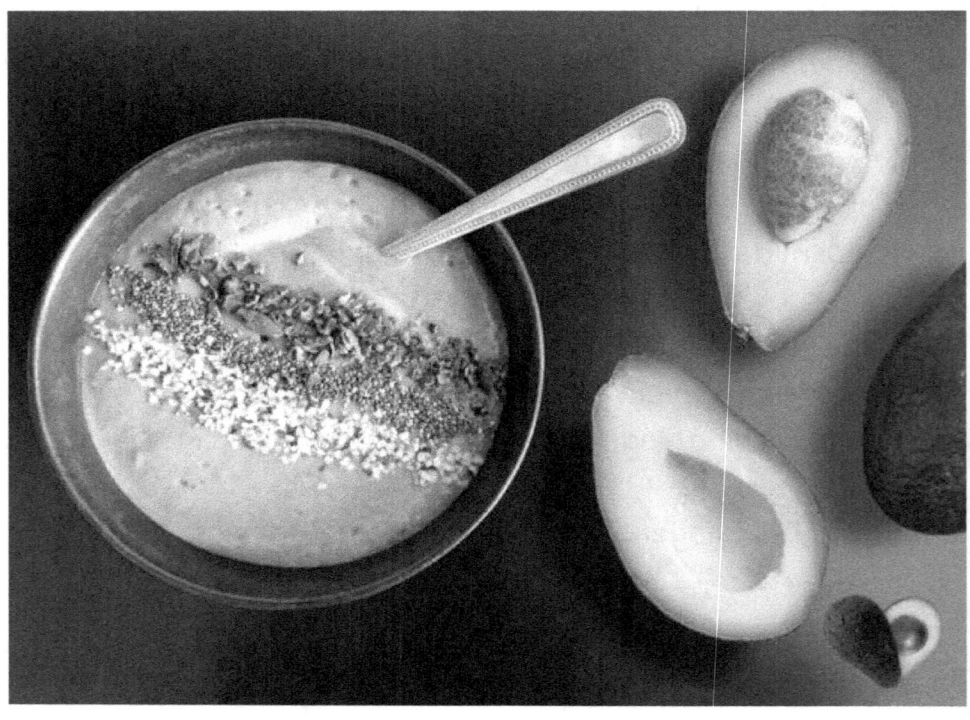

INGREDIENSER:
- 1/2 avocado
- 1/2 kop frossen ananas
- 1/2 kop spinat
- 1/2 kop kokosvand
- Toppings: Banan i skiver, friske bær og granola.

INSTRUKTIONER
a) Blend avocado, frossen ananas, spinat og kokosvand i en blender, indtil det er glat.
b) Hæld blandingen i en skål og tilsæt toppings.

36. Kokos papaya skål

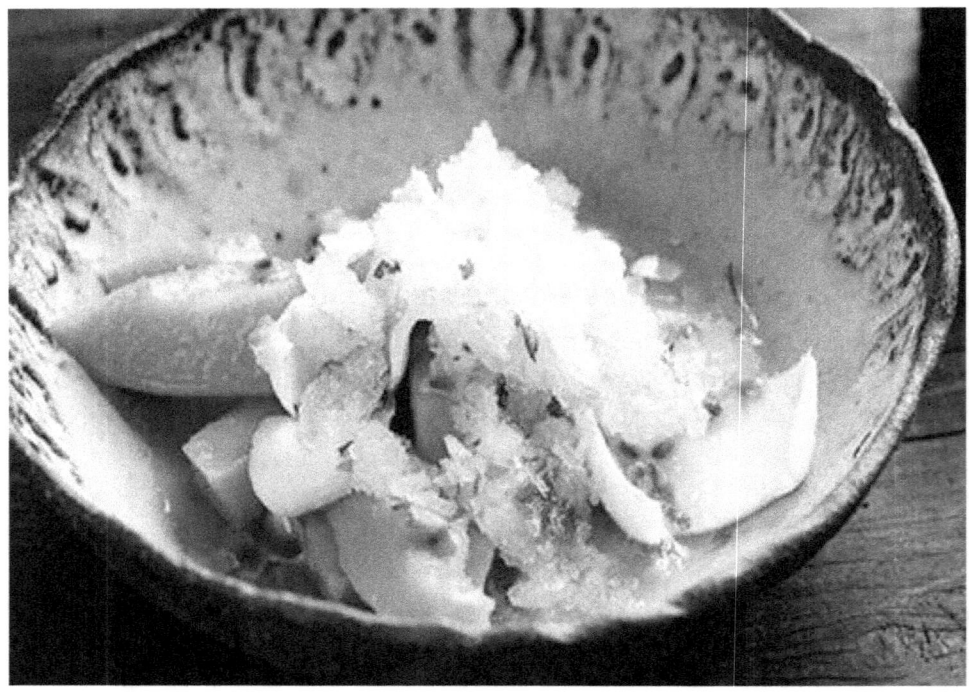

INGREDIENSER:

- 1/2 kop frossen papaya
- 1/2 kop kokosmælk
- 1/2 frossen banan
- 1 spsk chiafrø
- Toppings: Banan i skiver, friske papayastykker, strimlet kokosnød og granola.

INSTRUKTIONER

a) Blend den frosne papaya, kokosmælk, frosne banan og chiafrø i en blender, indtil den er glat.
b) Hæld blandingen i en skål og tilsæt toppings.

37. Buddha Tropical Bowl

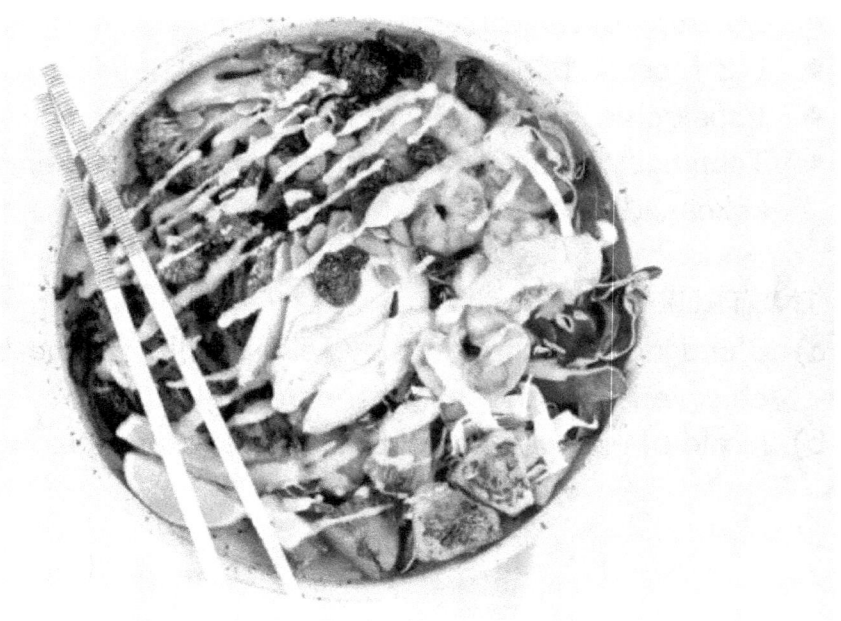

INGREDIENSER:
- 1/2 kop frossen blandet tropisk frugt
- 1/2 frossen banan
- 1/2 kop kokosvand
- 1 spsk chiafrø
- Toppings: Banan i skiver, friske bær og granola.

INSTRUKTIONER
a) Blend den frosne blandede tropiske frugt, frosne banan, kokosvand og chiafrø i en blender, indtil den er glat.
b) Hæld blandingen i en skål og tilsæt toppings.

38. Buddha Peanut Butter Bowl

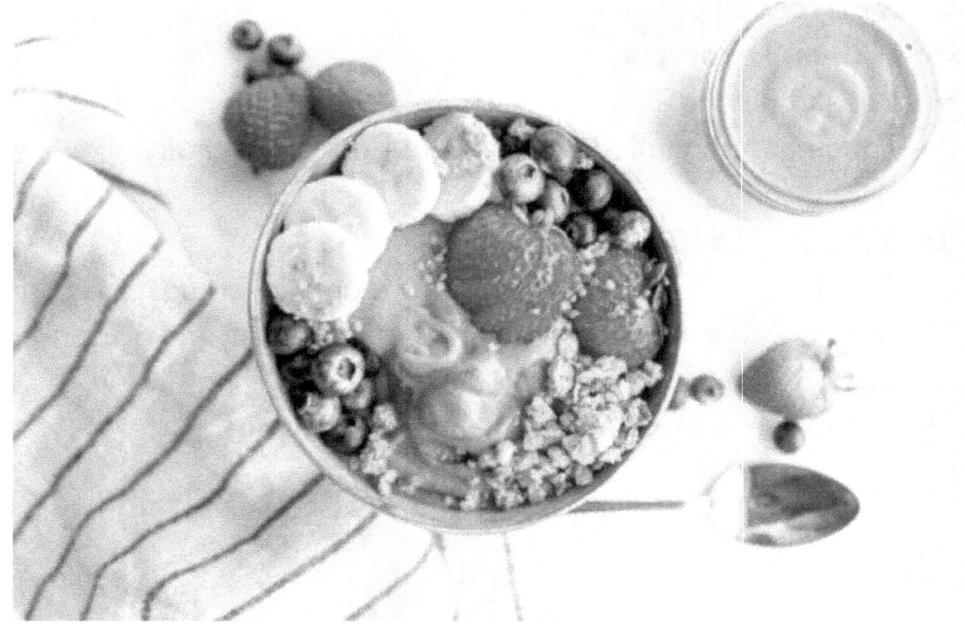

INGREDIENSER:

- 1/2 kop græsk yoghurt
- 1/4 kop jordnøddesmør
- 1/2 frossen banan
- 1/4 kop granola
- Toppings: Banan i skiver og friske bær.

INSTRUKTIONER

a) Bland græsk yoghurt, jordnøddesmør, frossen banan og granola i en skål.
b) Top med skåret banan og friske bær.

39. Kokos mango skål

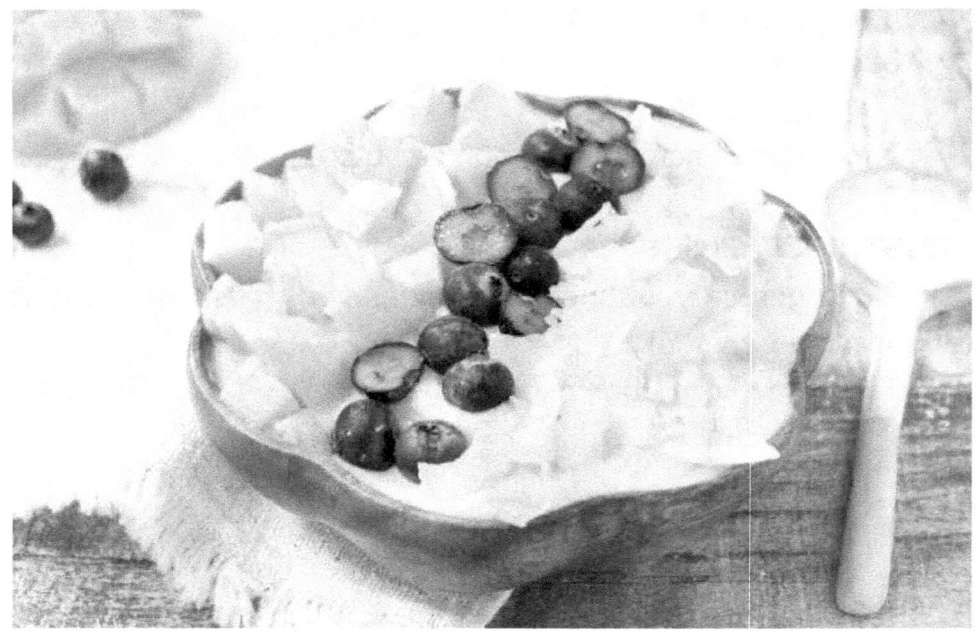

INGREDIENSER:

- 1/2 kop frossen mango
- 1/2 kop kokosmælk
- 1/2 frossen banan
- 1 spsk hampefrø
- Toppings: Banan i skiver, friske mangostykker, strimlet kokosnød og granola.

INSTRUKTIONER

a) Blend den frosne mango, kokosmælk, frosne banan og hampefrø i en blender, indtil den er glat.
b) Hæld blandingen i en skål og tilsæt toppings.

40. Æbletærte Farro morgenmadsskåle

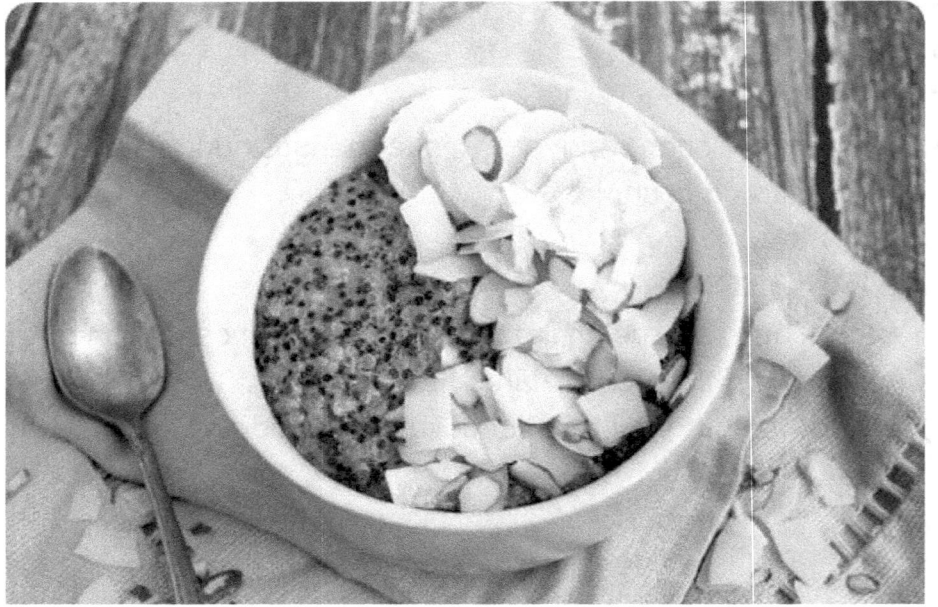

INGREDIENSER:
- 2 æbler, hakkede, delt
- 1 kop (165 g) perlefarvet farro
- 4 kopper (940 ml) vand
- 1½ kopper (355 ml) mælk (mejeri eller ikke-mælk)
- 1 tsk (2 g) stødt kanel
- ½ tsk malet ingefær
- $1/8$ teskefuld allehånde
- Fint havsalt
- 2 spiseskefulde (30 ml) ahornsirup, honning eller agave
- ½ tsk vaniljeekstrakt
- Ristede pekannødder
- Rosiner
- Ristede græskarkerner
- Hampefrø

INSTRUKTIONER

a) Tilsæt et af de hakkede æbler sammen med farro, vand, mælk, kanel, ingefær, allehånde og en knivspids salt til en mellemstor gryde, og rør sammen. Bring i kog. Reducer varmen til lav, læg låg på og lad det simre under omrøring af og til, indtil de er møre, 30 til 35 minutter. Al væsken vil ikke blive absorberet. Fjern fra varmen, rør ahornsirup, honning eller agave og vanilje i, dæk derefter til og damp i 5 minutter.

b) For at servere skal du dele farroen mellem skåle. Tilsæt det resterende æble og top med pekannødder, rosiner, græskarkerner og hampefrø.

41. Granatæble og Freekeh Tabbouleh skåle

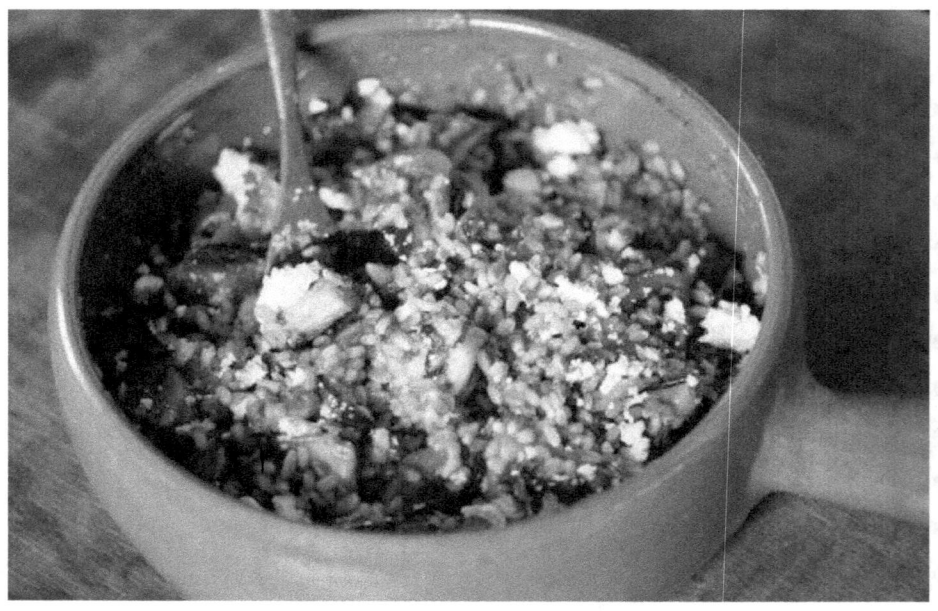

INGREDIENSER:

- ¾ kop (125 g) revet freekeh
- 2 kopper (470 ml) vand
- Fint havsalt og friskkværnet sort peber
- 1 sprødt æble, udkernet og skåret i tern, delt
- 1 kop (120 g) granatæble
- ½ kop (24 g) hakket frisk mynte
- 1 spiseskefuld (15 ml) ekstra jomfru olivenolie
- 1½ spiseskefulde (23 ml) appelsinblomstvand
- 2 kopper (480 g) almindelig græsk yoghurt
- Brændte usaltede mandler, hakkede

INSTRUKTIONER

a) Kombiner freekeh, vand og en knivspids salt i en mellemstor gryde. Bring det i kog, reducer derefter varmen til lavt og lad det simre i 15 minutter under omrøring af og til, indtil al væsken er absorberet og freekeh er mør. Fjern fra varmen, dæk med låg og damp i cirka 5 minutter. Overfør freekeh til en skål og afkøl helt.

b) Tilsæt halvdelen af æblet og granatæblet, mynte, olivenolie og et par kværn peber til freekeh og rør godt sammen.

c) Rør appelsinblomstvandet i yoghurten, indtil det er godt blandet.

d) For at servere fordeles freekeh mellem skåle. Top med appelsinduftende yoghurt, resterende æble og mandler.

42. C-vitamin papaya skåle

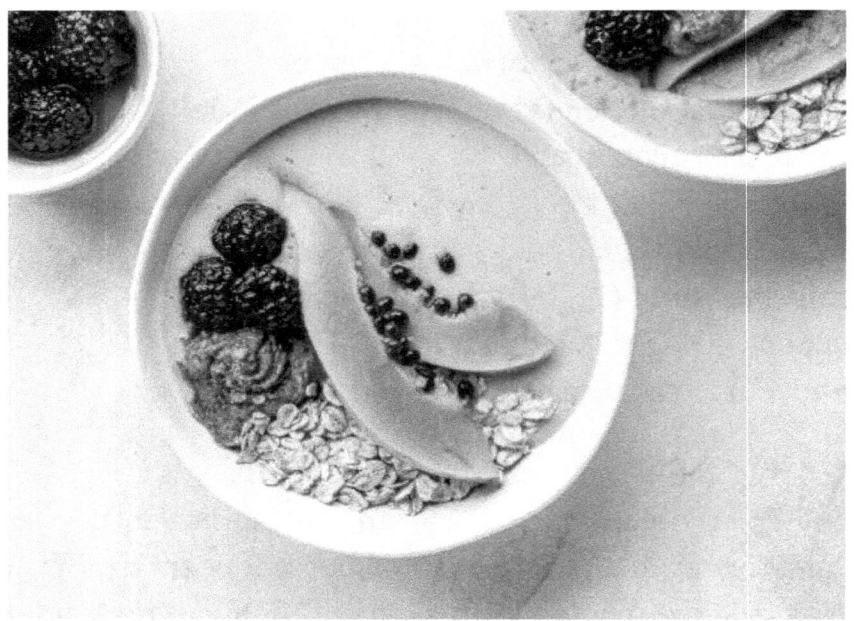

INGREDIENSER:
- 4 spiseskefulde (40 g) amarant, delt
- 2 små modne papayaer (ca. 1 pund eller 455 g hver)
- 2 kopper (480 g) kokosnøddeyoghurt
- 2 kiwi, skrællet og skåret i tern
- 1 stor pink grapefrugt, skrællet og segmenteret
- 1 stor navleappelsin, skrællet og segmenteret
- Hampefrø
- Sorte sesamfrø

INSTRUKTIONER
a) Varm en høj, bred gryde op over medium-høj varme i flere minutter. Tjek om panden er varm nok ved at tilføje et par amarantkorn. De skal sitre og poppe inden for et par sekunder. Hvis ikke, opvarm panden i et minut længere og test igen. Når panden er varm nok tilsættes 1 spsk (10 g) af amaranten. Kornene skal begynde at poppe inden for et par sekunder. Dæk gryden til og ryst af og til, indtil alle kornene er sprunget. Hæld den poppede amarant i en skål, og gentag med den resterende amarant, 1 spsk (10 g) ad gangen.
b) Skær papayaen i halve på langs, fra stilk til hale, fjern derefter og kassér frøene. Fyld hver halvdel med poppet amarant og kokosyoghurt. Top med segmenter af kiwi, grapefrugt og appelsin, og drys med hampefrø og sesamfrø.

43. Goji bær havregrynsskål

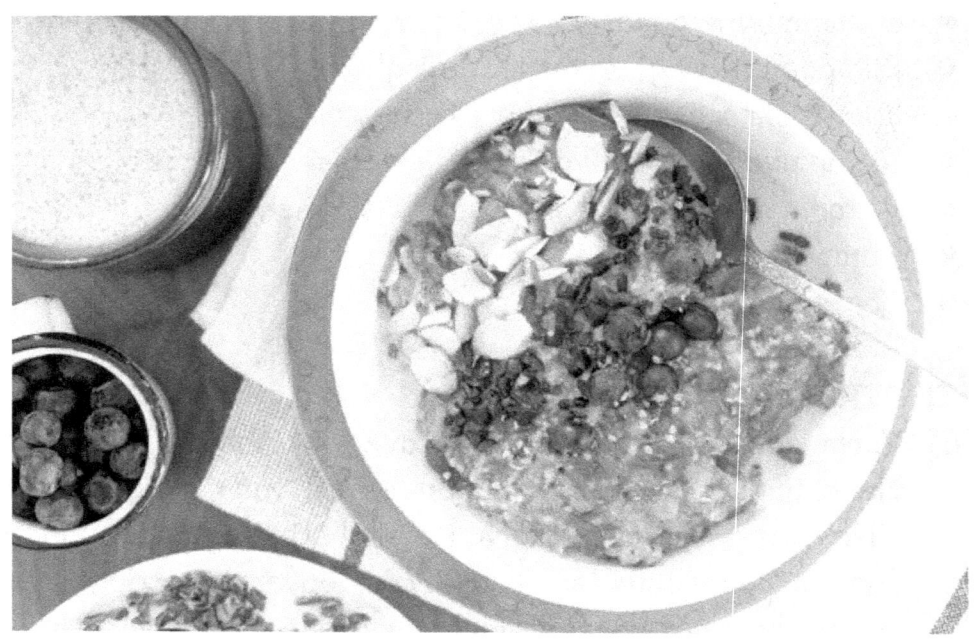

INGREDIENSER:

- 1 kop kogt havregryn
- 1/4 kop gojibær
- 1 spsk chiafrø
- 1 spsk honning
- Toppings: Banan i skiver og friske bær.

INSTRUKTIONER

a) Bland de kogte havregryn, gojibær, chiafrø og honning i en skål.
b) Top med skåret banan og friske bær.

44. Grøn Açaí skål med frugt og bær

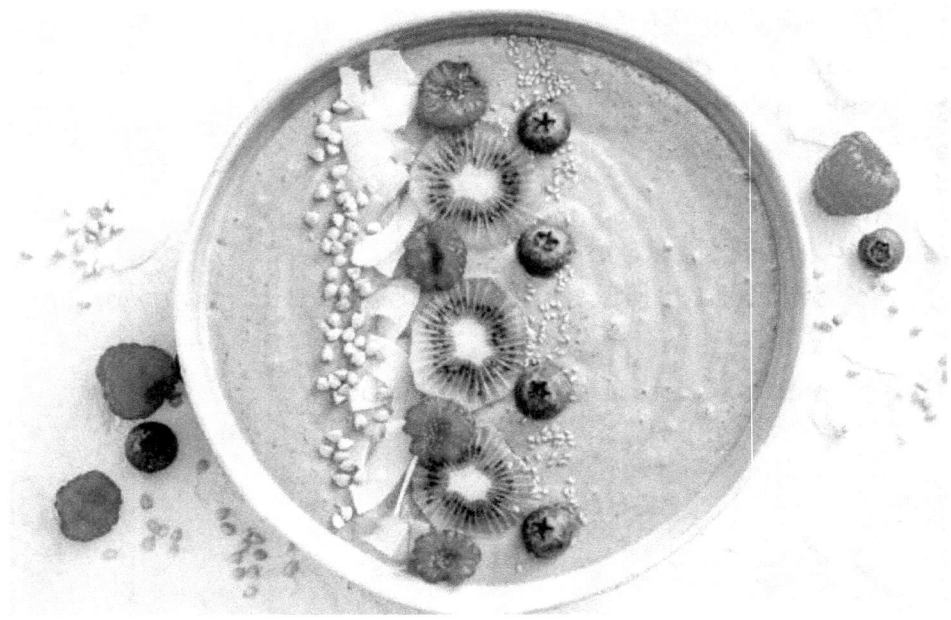

INGREDIENSER:

- ½ Açaí puré
- ⅛ Kop chokolade hampmælk
- ½ banan
- 2 spsk Hamp Protein Pulver
- 1 tsk Maca
- Toppings: Frisk årstidens frugt, hampefrø, frisk banan, gyldne bær. Hvide morbær, gojibær, kiwi

INSTRUKTIONER

a) Kom det hele i blenderen, blend til det er rigtig tykt – tilsæt eventuelt mere væske – hæld derefter i en skål.
b) Top med frugt og alt andet du kan lide!

45. Buddha Grøn skål

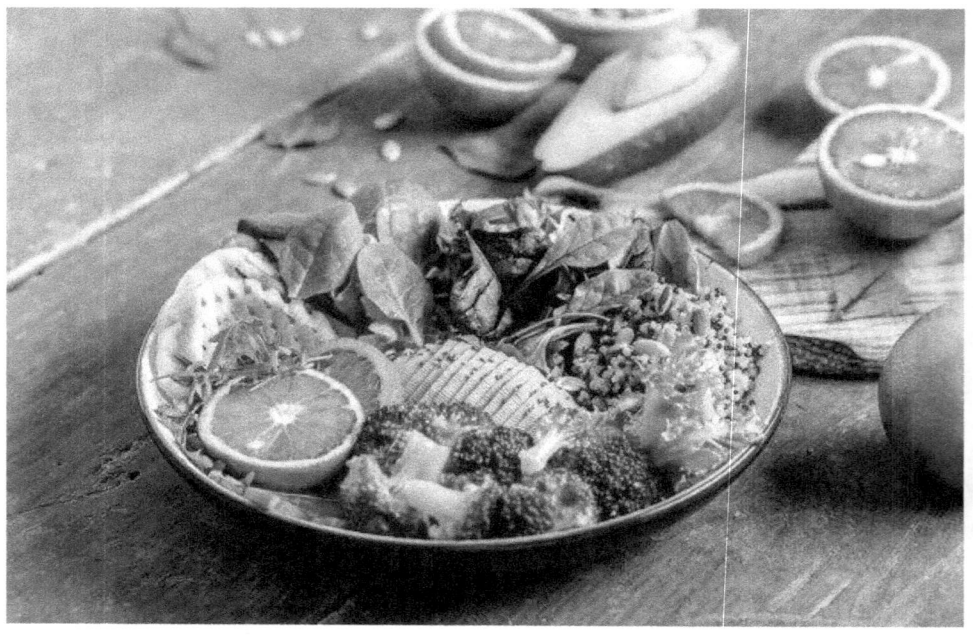

INGREDIENSER:
- 1/2 kop frossen ananas
- 1/2 frossen banan
- 1/2 kop spinat
- 1/2 kop mandelmælk
- 1 spsk honning
- Toppings: Banan i skiver, friske bær og granola.

INSTRUKTIONER

a) Blend den frosne ananas, frosne banan, spinat, mandelmælk og honning i en blender, indtil den er glat.
b) Hæld blandingen i en skål og tilsæt toppings.

46. Grøn Power Frugtskål

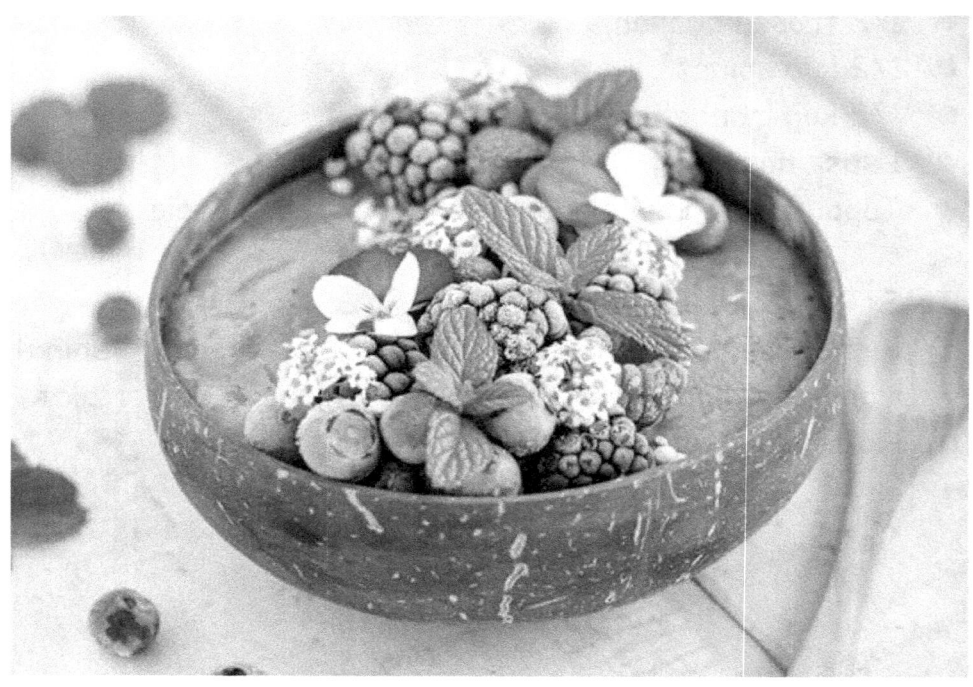

INGREDIENSER:

- 1/2 kop frossen blandet tropisk frugt
- 1/2 frossen banan
- 1/2 kop grønkål
- 1/2 kop kokosvand
- Toppings: Banan i skiver, friske bær og granola.

INSTRUKTIONER

a) Blend den frosne blandede tropiske frugt, frosne banan, grønkål og kokosvand i en blender, indtil den er glat.
b) Hæld blandingen i en skål og tilsæt toppings.

47. Jordnøddesmør Bananskål

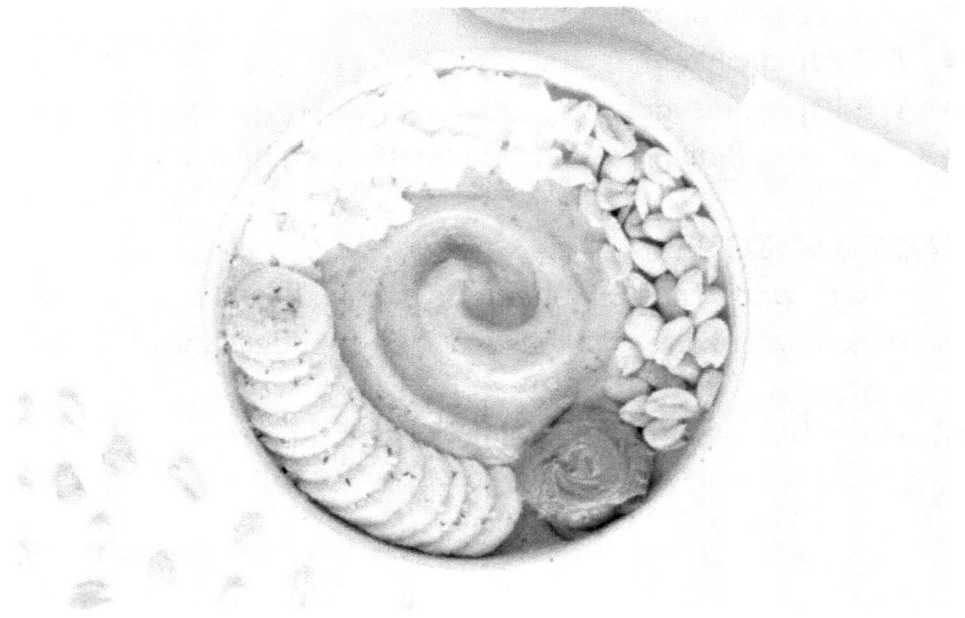

INGREDIENSER:
- 1 banan, skåret i skiver
- 1/4 kop jordnøddesmør
- 1/4 kop hakkede jordnødder
- 1 spsk honning
- 1/4 kop granola

INSTRUKTIONER
a) Anret bananskiverne i en skål.
b) Mikroovn peanutbutter i 10 sekunder for at gøre det lettere at dryppe.
c) Dryp jordnøddesmør over bananerne, og top med hakkede jordnødder, honning og granola.

48. Chokolade protein skål

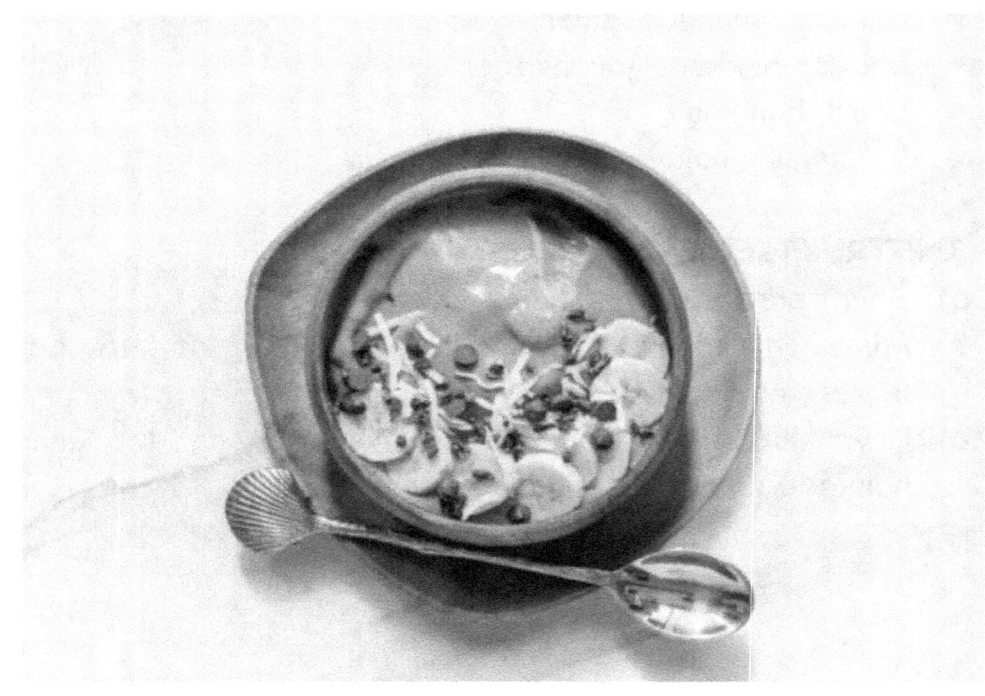

INGREDIENSER:
- 1 ske chokoladeproteinpulver
- 1 kop mandelmælk
- 1 banan, skåret i skiver
- 1 spsk chiafrø
- Toppings: skivede mandler og strimlet kokos

INSTRUKTIONER
a) Bland proteinpulver og mandelmælk i en skål.
b) Top med skåret banan, chiafrø, skivede mandler og revet kokosnød.

49. Tofu bær skål

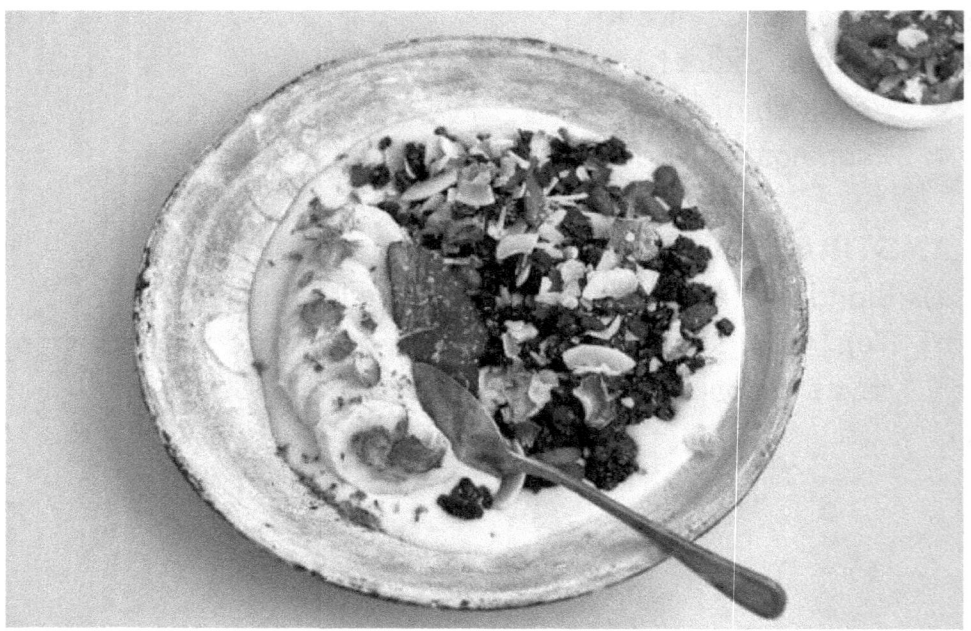

INGREDIENSER:

- 1/2 kop silketofu
- 1/2 kop blandede bær (blåbær, hindbær, jordbær)
- 1 spsk honning
- 1/4 kop granola

INSTRUKTIONER

a) Blend silketofu og honning i en blender, indtil det er glat.
b) Top med blandede bær og granola.

50. Grøn Gudinde Frugtskål

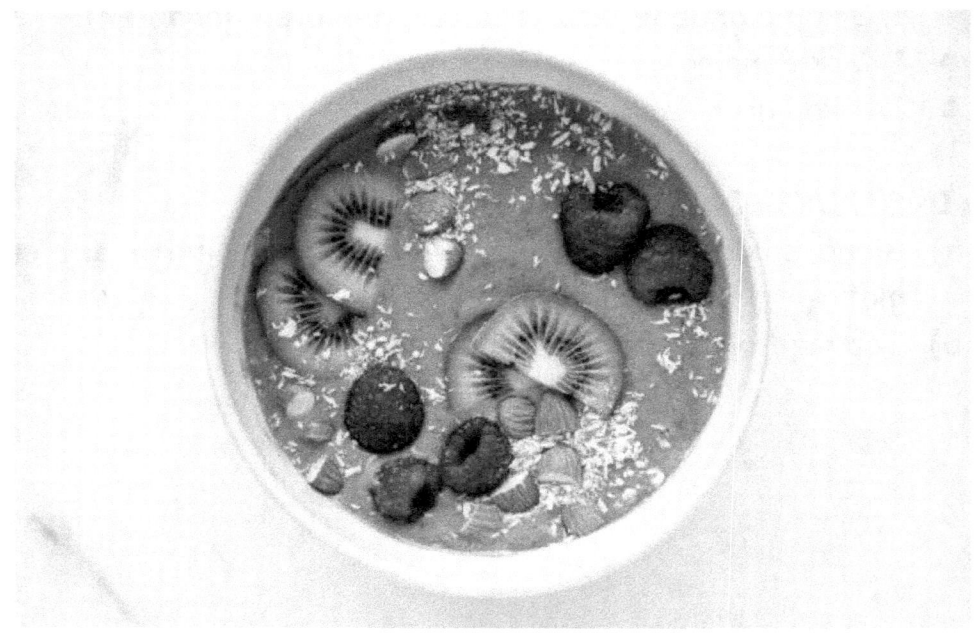

INGREDIENSER:
- 1 frossen banan
- 1/2 kop frossen ananas
- 1/2 kop spinat
- 1/2 kop kokosvand
- Toppings: Banan i skiver, friske bær og granola.

INSTRUKTIONER
a) Blend den frosne banan, frosne ananas, spinat og kokosvand i en blender, indtil det er glat.
b) Hæld blandingen i en skål og tilsæt toppings.

REGNBUE FRUGTSALATER

51. Eksotisk frugtsalat

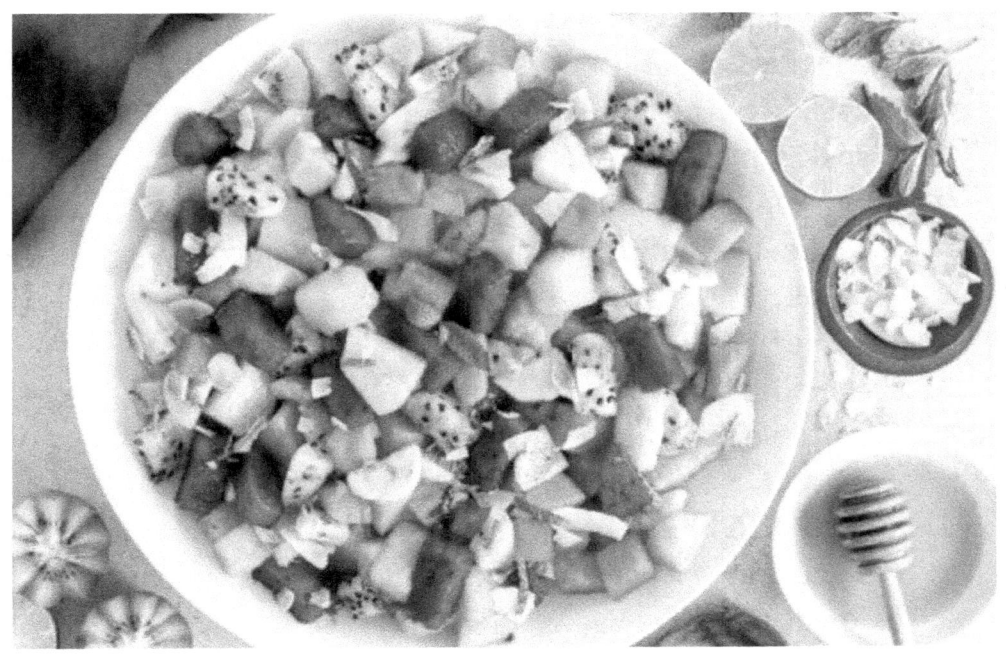

INGREDIENSER:
- 2 moden mango, papaya el
- 6 kiwi, skrællet og skåret
- 2 bananer, skrællet og skåret
- 2 spsk konditorsukker
- 2 spsk citronsaft eller honning
- $\frac{1}{2}$ tsk vaniljeekstrakt
- $\frac{1}{4}$ teskefuld malet kinesisk 5-krydderi pulver
- $\frac{1}{2}$ hindbær
- 1 dragefrugt i tern
- Flormelis
- Mynte blade

INSTRUKTIONER:
a) Pisk sukker, citronsaft eller honning , vanilje og kinesisk 5-krydderi pulver .
b) Smid alle frugterne i.
c) Drys med konditorsukker og pynt med mynteblade.

52. Festlig frugtsalat

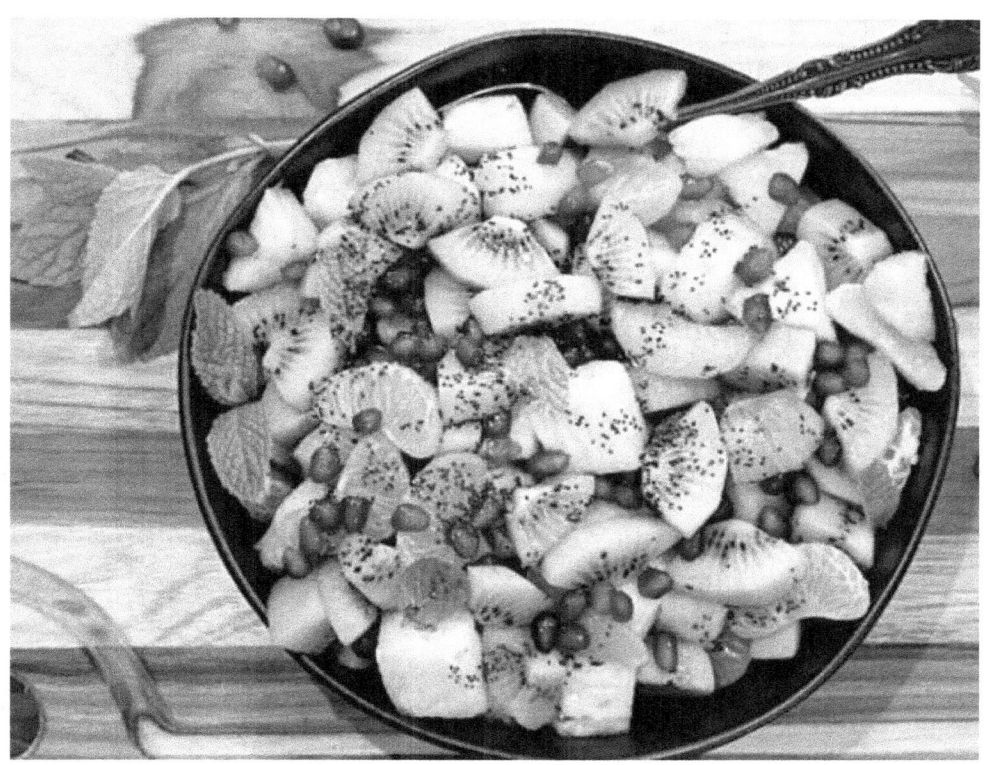

INGREDIENSER:

- 1 dåse ananas bidder
- ½ kop sukker
- 3 spsk universalmel
- 1 æg, let pisket
- 2 dåser mandarin appelsiner
- 1 dåse Pærer
- 3 Kiwifrugter
- 2 store Æbler
- 1 kop pecan halve

INSTRUKTIONER:

a) Dræn ananas, gem saft. Stil ananas til side. Hæld saften i en lille gryde , og tilsæt sukker og mel. Bring i kog. Rør hurtigt ægget i , og kog til det er tyknet. Fjern fra varmen , og afkøl.

b) Afkøles. Kombiner ananas, appelsiner, pærer, kiwi, æbler og pekannødder i en stor skål.

c) Hæld dressingen over og blend godt. Dæk til og afkøl i 1 time.

53. Frugtsalat om vinteren

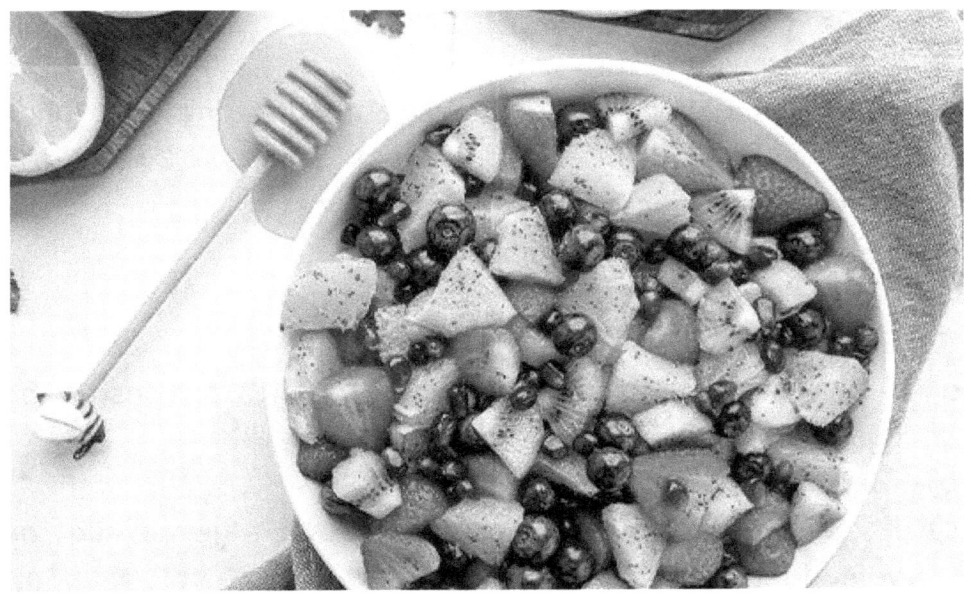

INGREDIENSER:
- 2 spsk valnøddeolie
- 2 spsk frisk citronsaft
- 1 spsk agave nektar
- 1 Fuji, Gala eller Red Delicious æble, udkernet
- 1 stor appelsin, skrællet og skåret
- 1 kop røde druer uden kerner, halveret
- 1 lille stjernefrugt, skåret

INSTRUKTIONER:
a) I en lille skål kombineres valnøddeolie, citronsaft og agavenektar.
b) Blend godt og stil til side.
c) Kombiner æble, pære, appelsin, druer, stjernefrugt og valnødder i en stor skål.
d) Dryp med dressing, vend til pels, og server.

54. Cremet tropisk frugtsalat

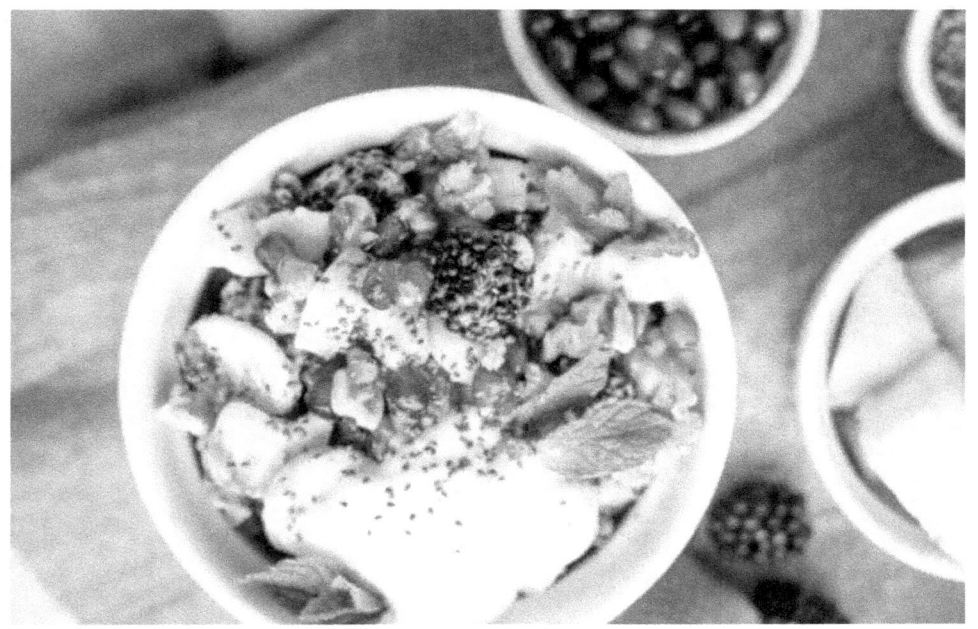

INGREDIENSER:
- 15,25-ounce dåse tropisk frugtsalat, drænet
- 1 banan, skåret i skiver
- 1 kop frossen pisket topping, optøet

INSTRUKTIONER:
a) I en mellemstor skål kombineres alle ingredienser .
b) Rør forsigtigt til belægning.

55. Frugtsalat i filippinsk stil

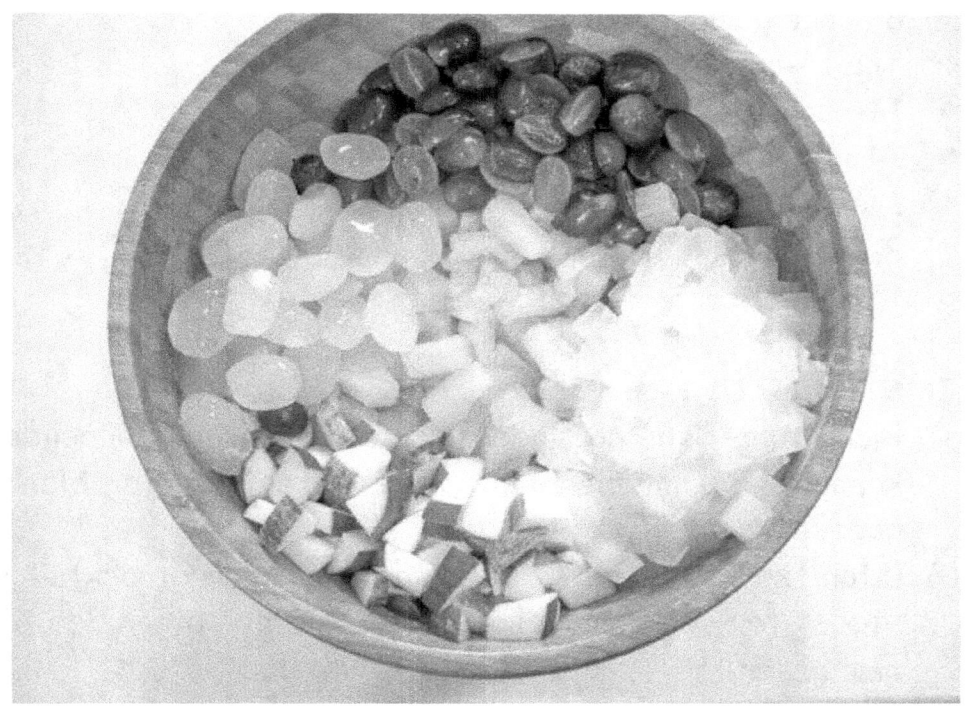

INGREDIENSER:
- 1½ dl tung fløde
- 8 ounce pakke. flødeost
- Tre 14-ounce dåser frugtcocktail, drænet
- 14-ounce dåser af ananas bidder, drænet
- 14 ounce dåse litchi, drænet
- 1 kop kokos
- 8-ounce pakke hakkede mandler
- 1½ kopper æbler i tern

INSTRUKTIONER:

a) Bland tung fløde og flødeost til en jævn sauce-lignende konsistens. Kombiner med andre ingredienser og blend godt, afkøl natten over.

b) Litchi kan springes over, brug tropisk frugtcocktail i stedet for den almindelige frugtcocktail, og gør det til fire dåser.

c) Filippinere bruger noget, der hedder Nestles Cream, men det er ikke nemt at finde.

56. Haupia med eksotisk frugtsalat

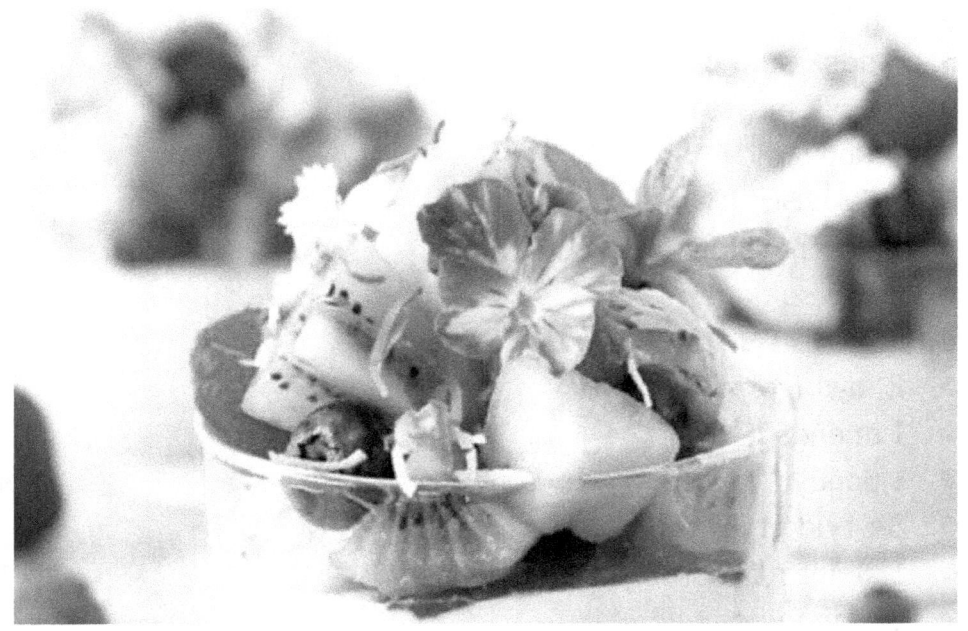

INGREDIENSER:
TIL HAUPIA:
- 1½ dl kokosmælk
- 6 spsk sukker
- 6 spsk majsstivelse
- ¾ kop vand

TIL SAUSEN:
- ½ kop passionsfrugtjuice
- 1 kop sukker

TIL FRUGTSALATEN:
- 2 kiwi i tern
- 1 ananas i tern
- 1 papaya i tern
- 8 stykker litchi
- 1 skåret banan
- 1 Mango i skiver
- 8 kviste frisk mynte

INSTRUKTIONER:
a) Haupia: Hæld kokosmælk i en gryde. Bland sukker og majsstivelse, rør vand i og blend godt. Rør sukkerblandingen i kokosmælk.
b) Kog og rør ved svag varme, indtil det er tyknet. Hæld i en 8-tommer firkantet gryde og afkøl indtil fast. Brug en kageudstikker skåret i dråbe- eller stjerneformer.
c) Bring sauce ingredienser i kog. Chill. Bland ingredienserne til frugtsalat , vend med saucen og stil til side.
d) Læg tre til fire stykker Haupia på en kold tallerken, og arranger frugterne rundt.
e) Pynt med frisk mynte.

57. Ambrosia frugtsalat

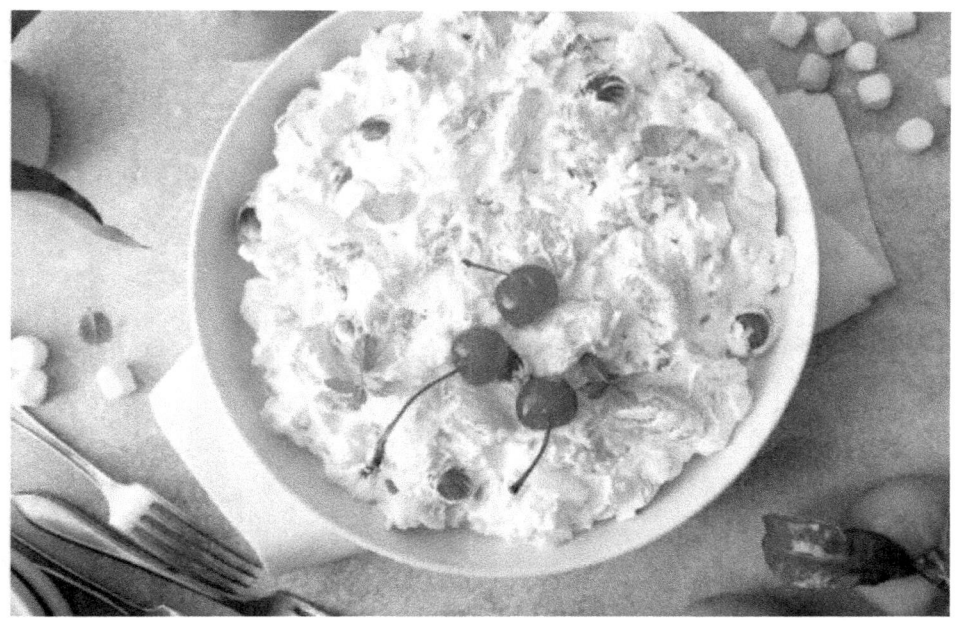

INGREDIENSER:
- 2 dåser mandarin appelsiner, drænet
- 2 Ananas, lækkerier, drænet
- 2 bananer, skåret i skiver
- 2 kopper Druer, grønne eller røde uden kerner
- 2 Vaniljeyoghurt
- 1 kop mandler, skåret i skiver
- 2 kopper kokos, i flager
- 2 kopper skumfiduser, mini

INSTRUKTIONER:
a) Bland alle ingredienser og afkøl.

58. Frugtsalat med myntedressing

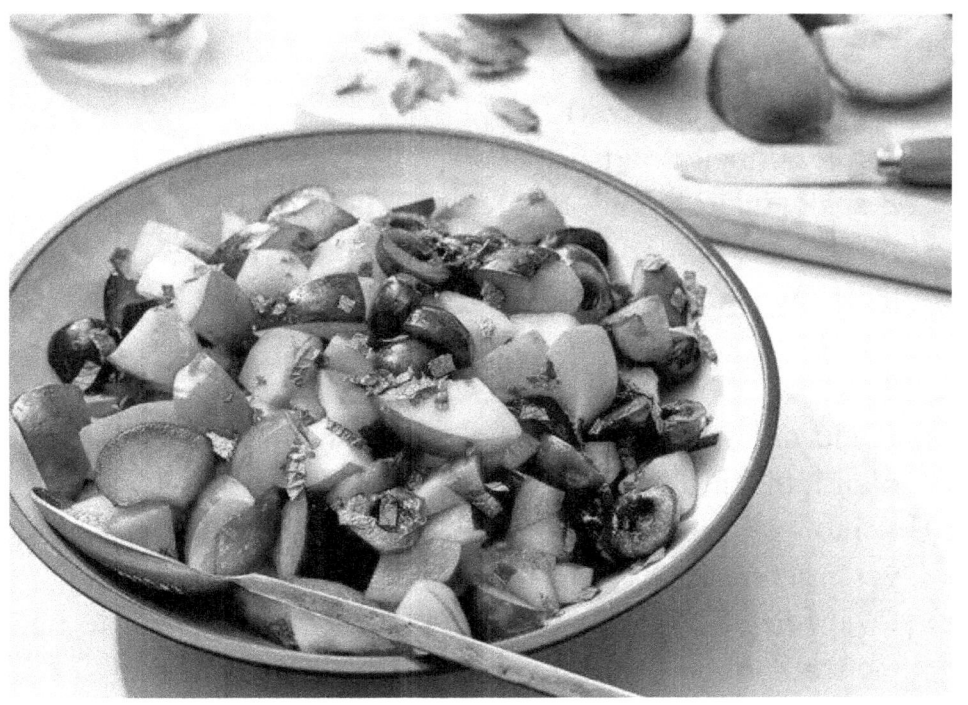

INGREDIENSER:

- $\frac{1}{2}$ kop almindelig yoghurt
- 1 spsk honning efter smag
- 1 spsk Amaretto efter smag
- $\frac{1}{2}$ tsk vaniljeekstrakt
- 1 streg Muskatnød
- 2 spsk Hakket frisk mynte
- 5 Heaping kopper frisk frugt, skåret i stykker
- Hele mynteblade til pynt

INSTRUKTIONER:

a) Bland alle ingredienserne til dressingen i en lille skål og bland, indtil den er ensartet.
b) Kombiner frugterne i en røreskål. Tilsæt dressing og vend grundigt.
c) Overfør til en serveringsskål og pynt med hele mynteblade.
d) Dæk til og afkøl kort før servering.

59. Sri Lankas frugtsalat

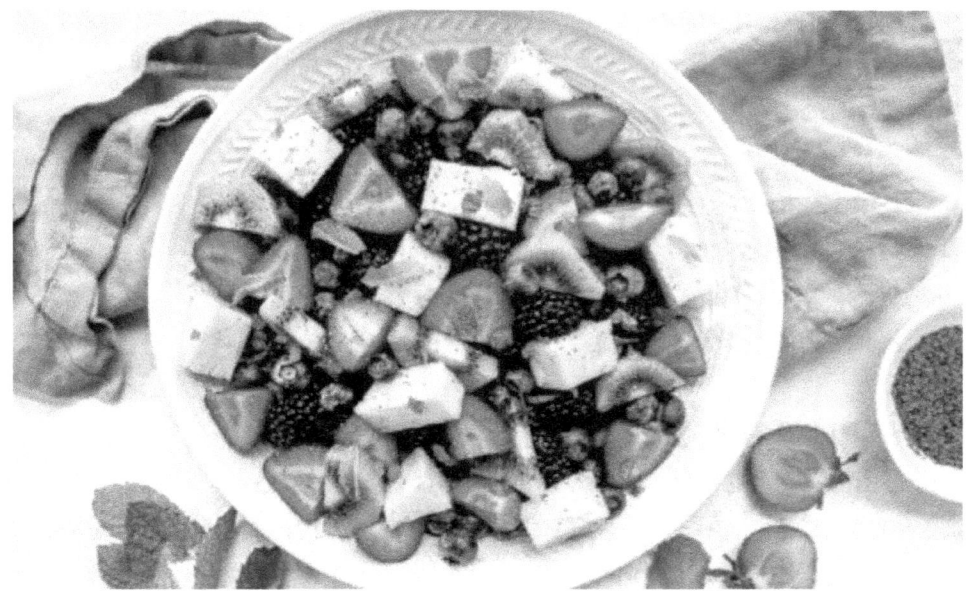

INGREDIENSER:
- 2 Mangoer, modne
- 1 Papaya, moden
- 1 ananas
- 2 appelsiner
- 2 bananer
- 1 lime, saft af
- 110 gram sukkervand
- 1 tsk vanilje
- 25 milliliter rom

INSTRUKTIONER:
a) Skræl og skær mango, papaya og ananas i tern. Skræl appelsinerne, fjern kernerne og del dem i stykker. Skræl og skær bananerne i skiver og drys limesaft over dem for at forhindre misfarvning.
b) Bland al frugten let i en salatskål. Kog sukker og vand sammen, og når sukkeret er opløst, fjern det fra varmen og lad det køle af. Tilsæt vaniljeessens og rom til sukkerlage og hæld over frugtsalaten. Stil i køleskabet til afkøling inden servering.

60. Mimosa frugtsalat

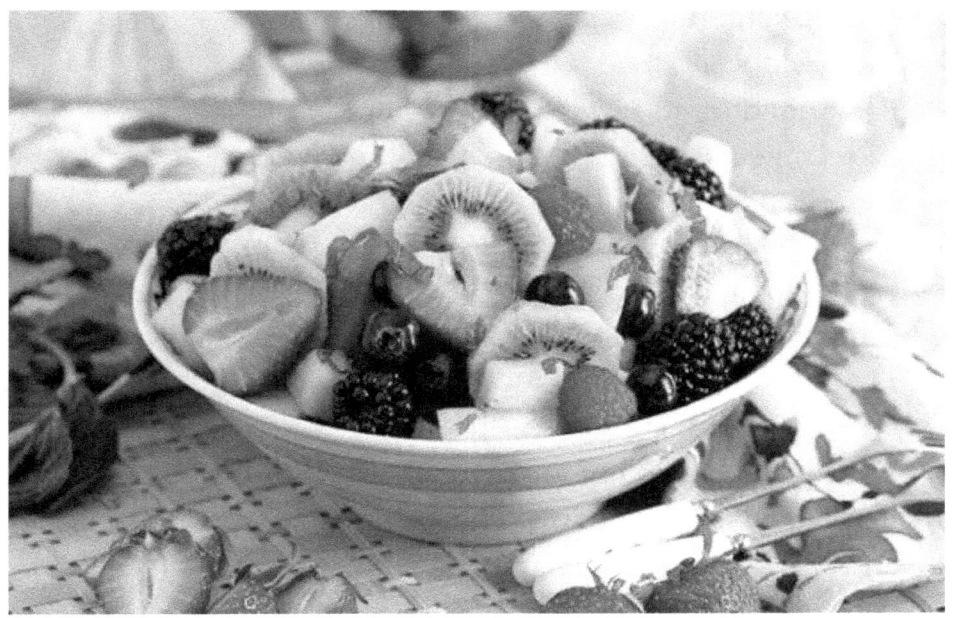

INGREDIENSER:

- 3 kiwi, skrællet og skåret i skiver
- 1 kop brombær
- 1 kop blåbær
- 1 kop jordbær i kvarte
- 1 kop ananas, skåret i små stykker
- 1 kop Prosecco, afkølet
- ½ kop friskpresset appelsinjuice
- 1 spsk honning
- ½ kop frisk mynte

INSTRUKTIONER:

a) I en stor skål kombineres al frugten.
b) Hæld Prosecco, appelsinjuice og honning over frugten og vend forsigtigt sammen.
c) Pynt med mynte og server.

61. Mojito frugtsalat

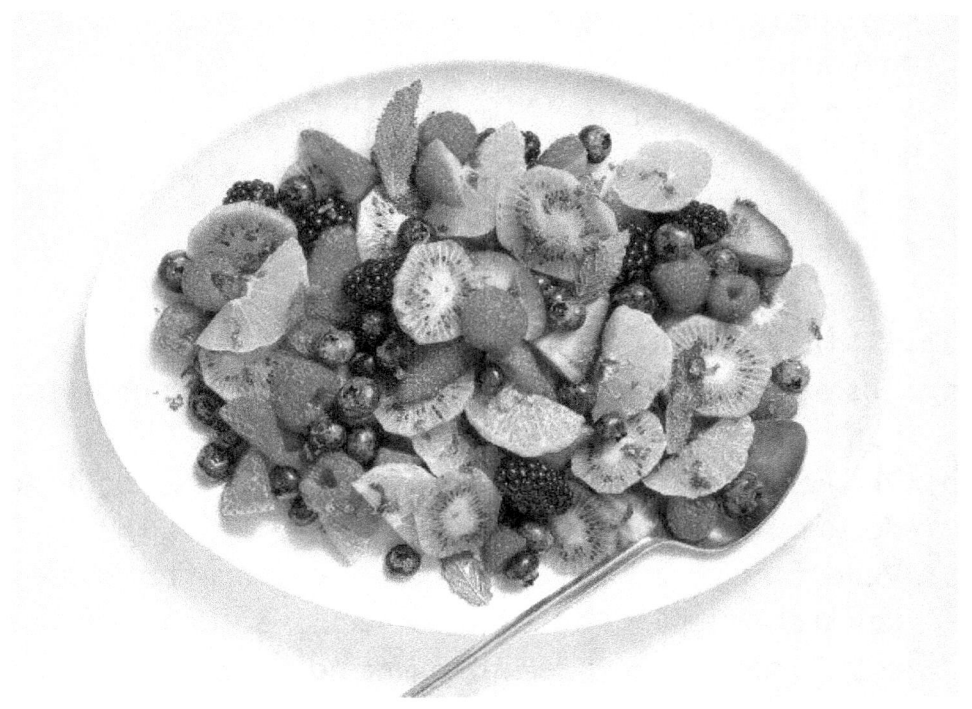

INGREDIENSER:
- 4 kopper hakket vandmelon
- 1 pund jordbær, hakket
- 6 ounce hindbær
- 6 ounce blåbær
- ¼ kop pakket mynte, hakket
- ¼ kop frisk limesaft
- 3 spiseskefulde pulveriseret sukker

INSTRUKTIONER:
a) Tilsæt vandmelon, jordbær, hindbær, blåbær og mynte i en stor skål.
b) Rør limesaft og flormelis sammen i en lille skål og hæld derefter frugt og bær over.
c) Vend forsigtigt med en spatel og lad derefter sidde i køleskabet i mindst 15 før servering, så den naturlige saft i frugten begynder at komme ud.

62. Margarita frugtsalat

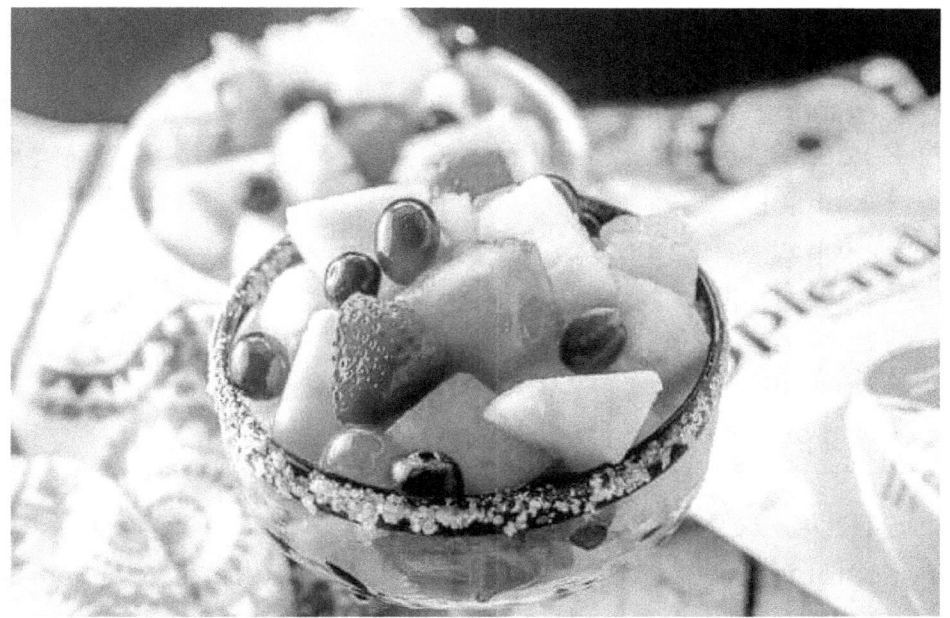

INGREDIENSER:
- 1 Cantaloupe og honningmelon, skåret i stykker
- 2 Appelsiner og grapefrugt, skrællet og skåret i sektion
- 1 Mango, skrællet og skåret i tern
- 2 kopper jordbær, halveret
- ½ kop sukker
- ⅓ kop appelsinjuice
- 3 spsk Tequila
- 3 spsk appelsinlikør
- 3 spsk limesaft
- 1 kop groft revet frisk kokos

INSTRUKTIONER:
a) Kombiner frugt, og sæt til side. I en lille gryde koges sukker og appelsinjuice ved middelhøj varme under omrøring i 3 minutter, eller indtil sukkeret er opløst.
b) Rør tequila, likør og limesaft i. Lad afkøle til stuetemperatur.
c) Kombiner med frugt. Dæk til og stil på køl i mindst to timer eller natten over.
d) Lige inden servering drysses med kokos.

63. Frugt- og nøddesalat

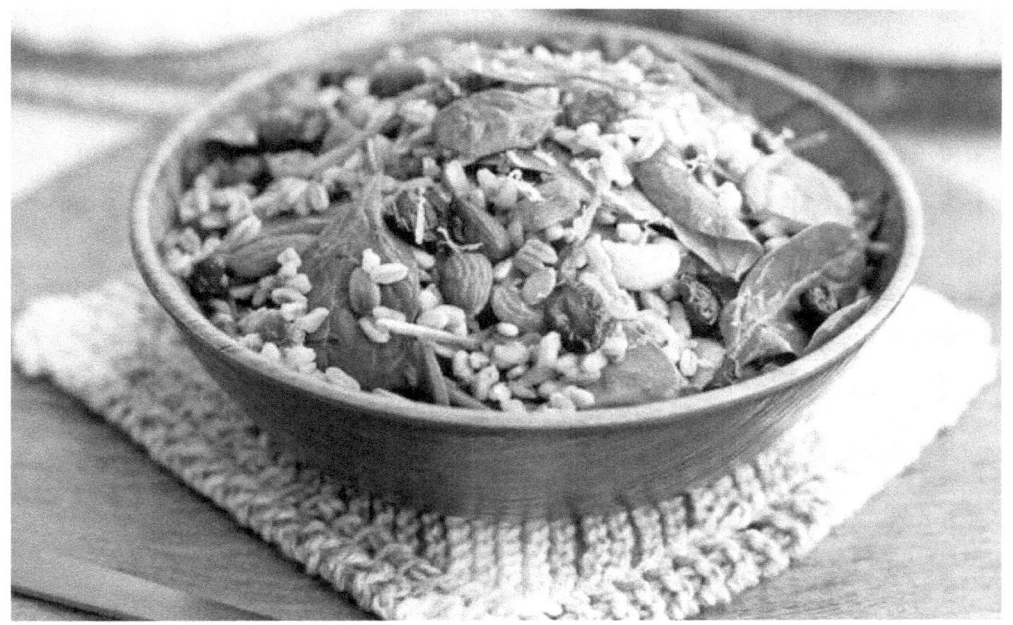

INGREDIENSER:

- 125 gram lang korn og vilde ris blanding, kogt
- 298 gram dåse mandarin-appelsinsegmenter,
- 4 forårsløg, skåret i skiver
- ½ grøn peber, fjernet og skåret i skiver
- 50 gram rosiner
- 50 gram cashewnødder
- 15 gram flagede mandler
- 4 spsk appelsinjuice
- 1 spsk hvidvinseddike
- 1 spsk olie
- 1 knivspids Muskatnød
- Salt og friskkværnet sort peber

INSTRUKTIONER:

a) Kom alle salatens ingredienser i en skål og bland godt.
b) ingredienserne til dressingen sammen.
c) Hæld dressingen over salaten, bland grundigt og kom over i et serveringsfad.

64. Frugtsalat med nødder

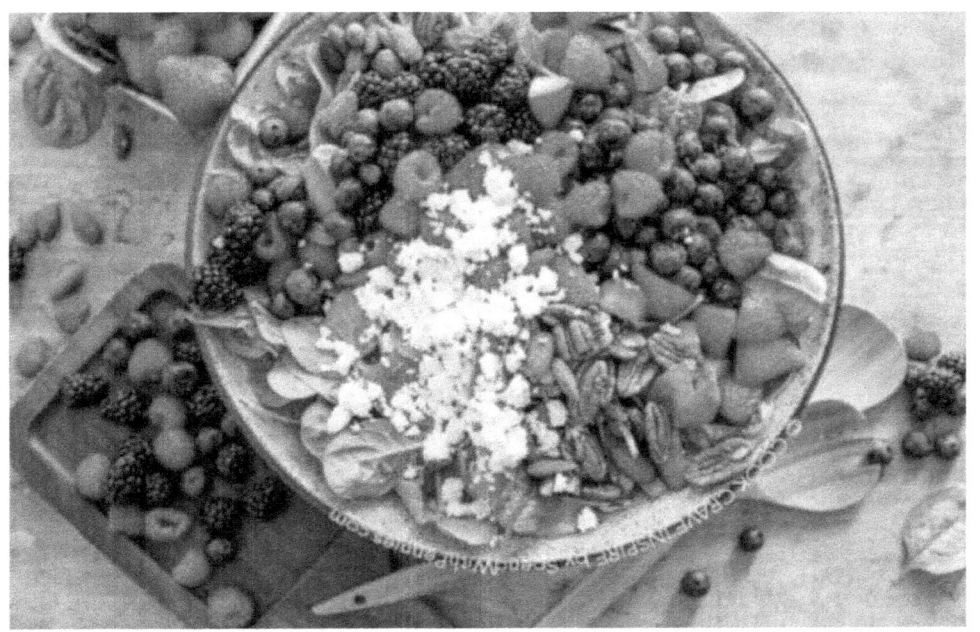

INGREDIENSER:
- 1 honningmelon, lille
- 2 Appelsiner
- 1 kop blå druer
- Salatblade
- 12 valnøddehalvdele
- 8 ounce yoghurt
- 1 spsk citronsaft
- 1 spsk appelsinjuice
- 1 spsk tomatketchup
- 2 spsk inddampet mælk
- Salt, streg
- Hvid peber, streg

INSTRUKTIONER:
a) Træk melon ud med en melonballer. Skær skrællen fra appelsinerne, fjern den hvide hinde og skær den på tværs.
b) Skær druerne i halve og fjern kernerne. Beklæd en glasskål med salatblade, og anret melonkugler, appelsinskiver, druer og valnødder i lag ovenpå salaten.
c) alle ingredienser til dressingen godt . Juster krydderier. Hæld dressingen over frugten.
d) Lad salatingredienserne marinere i 30 minutter.

65. Frugt parfait salat

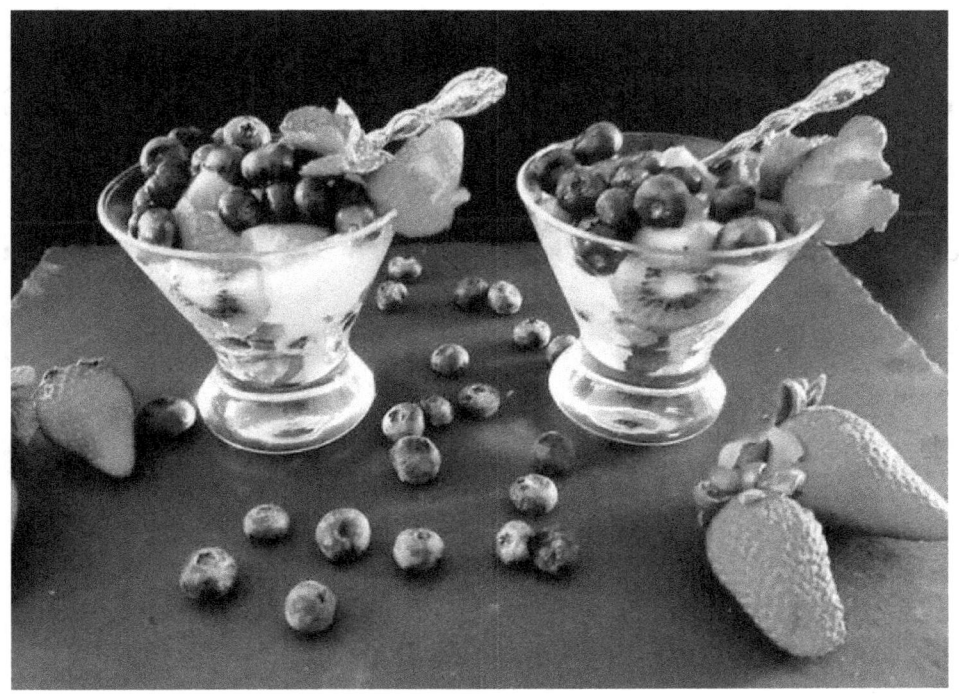

INGREDIENSER:

- 1 stor dåse stødt ananas
- 1 dåse Kirsebærtærtefyld
- 1 dåse sød kondenseret mælk
- 1 stor karton Cool Whip

INSTRUKTIONER:

a) Kan spises blød eller let frossen, men den smager bedre lidt frossen.
b) Du kan også erstatte andre tærtefyld såsom brombær, fersken eller blåbær.

RAINBOW VEGGIE SALAT SKÅLE

66. Regnbuesalat

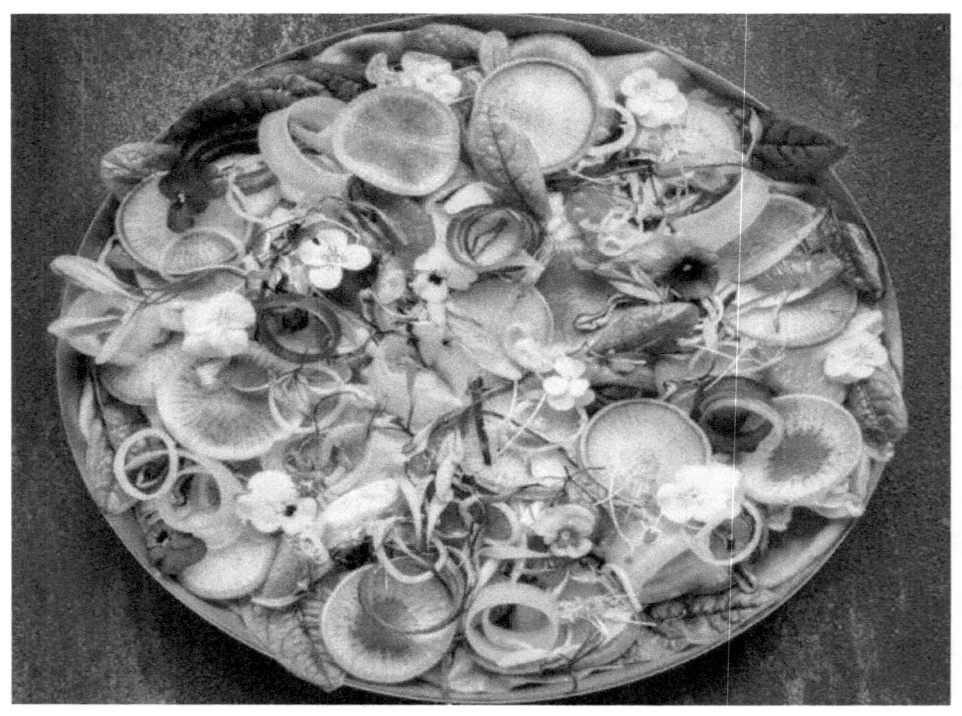

INGREDIENSER:
- 5-ounce pakke butterhead salat
- 5-ounce pakke rucola
- 5-ounce pakke med Spicy mix Microgreens
- 1 tynde skiver lilla radise
- 1/2 kop snapsærter, skåret i tynde skiver
- 1 grøn radise, skåret i tynde skiver
- 1/4 kop rødkål, strimlet
- 2 skalotteløg, skåret i ringe
- 1 vandmelon radise, skåret i tynde skiver
- 2 blodappelsiner, segmenteret
- 3 regnbuegulerødder, skåret i bånd
- 1/2 kop blodappelsinjuice
- 1/2 kop ekstra jomfru olivenolie
- 1 spsk rødvinseddike
- 1 spsk tørret oregano
- 1 spsk honning
- Salt og peber efter smag
- til pynt spiselige blomster

INSTRUKTIONER:
a) Bland olivenolie, rødvinseddike og oregano i en beholder. Tilsæt skalotteløgene og lad dem marinere i mindst 2 timer på køkkenbordet.
b) Stil skalotteløgene til side.
c) I en krukke piskes appelsinjuice, olivenolie, honning og et strejf af salt og peber sammen, indtil det er tykt og glat. Smag til med salt og peber efter smag.
d) Smid den krydrede blanding af mikrogrønt, salat og rucola med omkring ¼ kop af vinaigretten i en meget stor røreskål.

e) Kombiner gulerødder, ærter, skalotteløg og appelsinsegmenter med halvdelen af radiserne.
f) Saml alt og tilføj ekstra vinaigrette og spiselige blomster til slut.

67. Nasturtium og druesalat

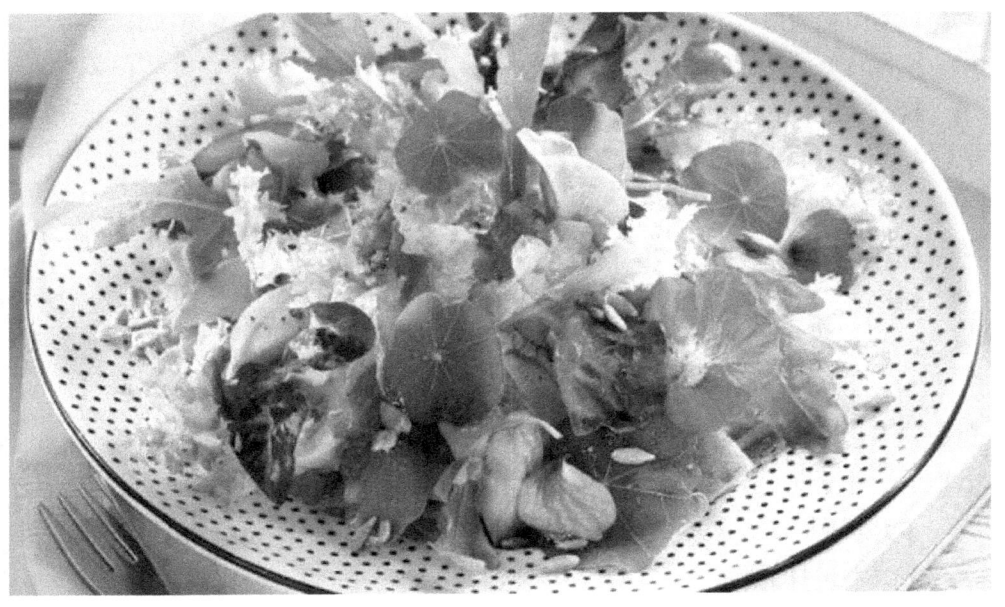

INGREDIENSER:
- 1 hoved af rød salat
- 1 kop druer uden kerner
- 8 nasturtium blade
- 16 Nasturtium blomstrer

VINAIGRETE:
- 3 spsk salatolie
- 1 spsk hvidvinseddike
- $1\frac{1}{2}$ tsk dijonsennep
- 1 knivspids sort peber

INSTRUKTIONER:
a) På hver af de fire tallerkener arrangeres 5 røde salatblade, $\frac{1}{4}$ kop druer, 2 nasturtiumblade og 4 nasturtiumblomster.
b) Pisk alle vinaigrette- ingredienserne sammen i en skål.
c) Dryp dressingen lige over hver salat.
d) Server straks.

68. Stedmoderblomst salat

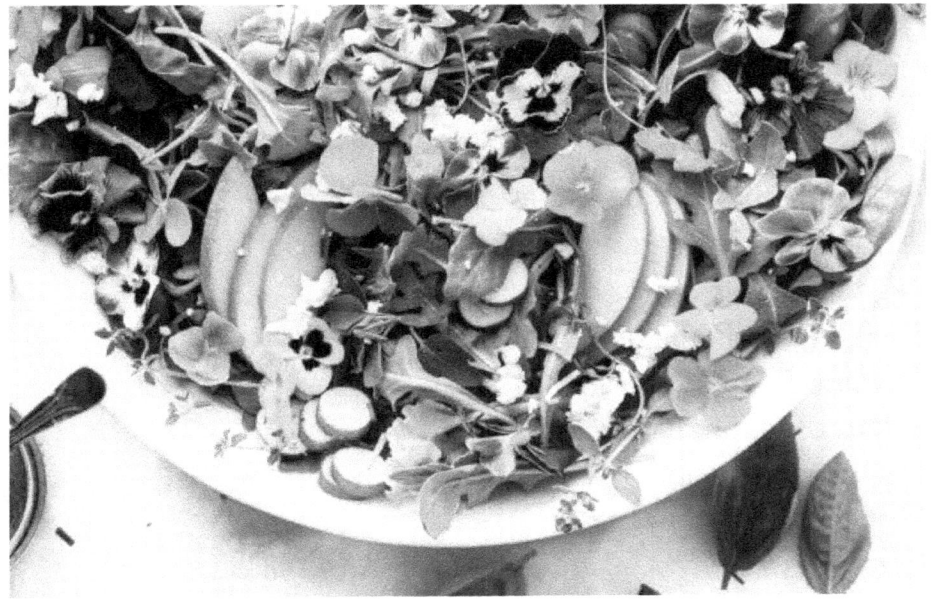

INGREDIENSER:
- 6 kopper baby rucola
- 1 æble, meget tynde skiver
- 1 gulerod
- ¼ rødløg, meget tynde skiver
- en håndfuld diverse friske urter såsom basilikum, oregano, timian, kun blade
- 2 ounce cremet gedeost, brug knuste pistacienødder til veganer
- Stedmoderblomster, stilken fjernet

VINAIGRETTE
- ¼ kop blodappelsin
- 3 spsk olivenolie
- 3 spsk champagneeddike
- knivspids salt

INSTRUKTIONER
a) Pisk vinaigretten sammen, og juster en af ingredienserne efter din smag.
b) Læg det grønne i en bred salatskål.
c) Skræl og barber guleroden i tynde strimler med en grøntsagsskrælder.
d) Tilføj til det grønne sammen med æbleskiver, løg og krydderurter.
e) Vend med dressingen og pynt salaten med krymmel af gedeost og stedmoderblomster.
f) Server straks.

69. Grøn salat med spiselige blomster

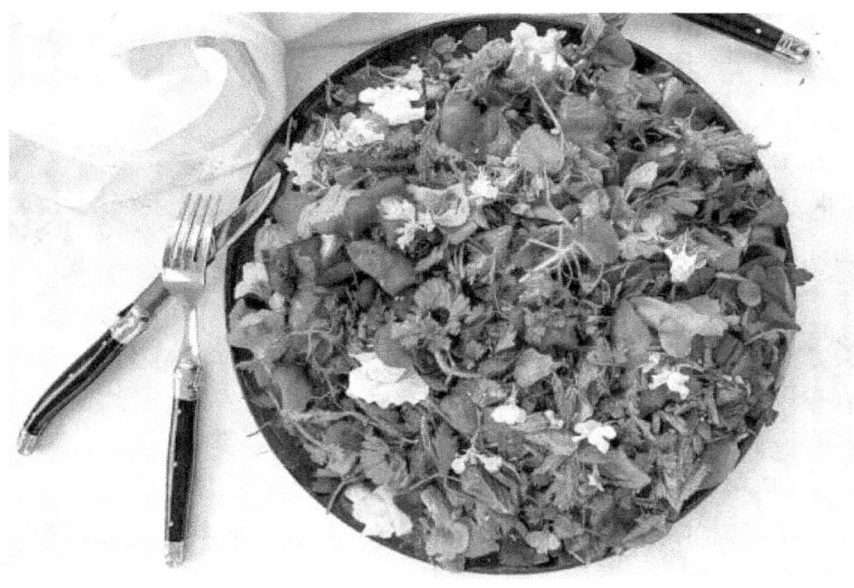

INGREDIENSER:
- 1 tsk rødvinseddike
- 1 tsk dijonsennep
- 3 spsk ekstra jomfru olivenolie
- Groft salt og friskkværnet peber
- 5 ½ ounce møre babysalatgrøntsager
- 1 pakke usprøjtede bratscher eller andre spiselige blomster

INSTRUKTIONER
a) Kom eddike og sennep i en skål.
b) Pisk gradvist olie i, og smag derefter dressingen til med salt og peber.
c) Vend dressingen med grønt og top med blomster. Server straks.

70. Sommersalat med tofu og spiselige blomster

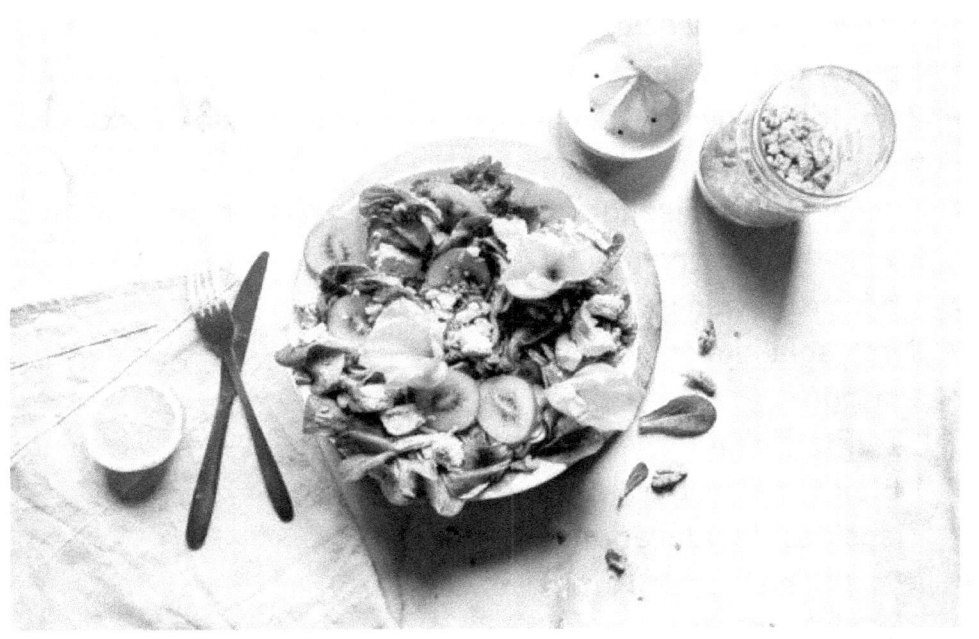

INGREDIENSER:
TIL SOMMERSALATEN:
- 2 hoveder smørsalat
- 1 pund lammesalat
- 2 gyldne kiwier bruger grøn, hvis golden ikke er tilgængelig
- 1 håndfuld spiselige blomster valgfrit - jeg brugte kæmpenatlys fra min have
- 1 håndfuld valnødder
- 2 tsk solsikkekerner valgfri
- 1 citron

TIL TOFU FETA:
- 1 blok tofu brugte jeg ekstra fast
- 2 spsk æblecidereddike
- 2 spsk frisk citronsaft
- 2 spsk hvidløgspulver
- 2 spsk løgpulver
- 1 tsk frisk eller tør dild
- 1 knivspids salt

INSTRUKTIONER

a) Skær den ekstra faste tofu i tern i en skål, tilsæt alle de øvrige ingredienser og mos med en gaffel.
b) Kom i en lukket beholder og stil i køleskabet i et par timer.
c) Til servering skal du arrangere de større blade i bunden af din store skål: smørsalat og lammesalat ovenpå.
d) Skær kiwierne i skiver og læg dem oven på salatbladene.
e) Drys nogle valnødder og solsikkekerner i skålen.

f) Pluk og omhyggeligt dine spiselige blomster. Placer dem forsigtigt omkring din salat.
g) Tag tofu-fetaen ud af køleskabet, på dette tidspunkt skulle du kunne skære i den/smuldre den. Læg nogle store stykker rundt omkring.
h) Saft en halv citron over det hele, og kom den anden halvdel til bordet for at tilføje lidt.

RAINBOW POKE BOWLS

71. Dragon Frugt og Laks Poke Bowl

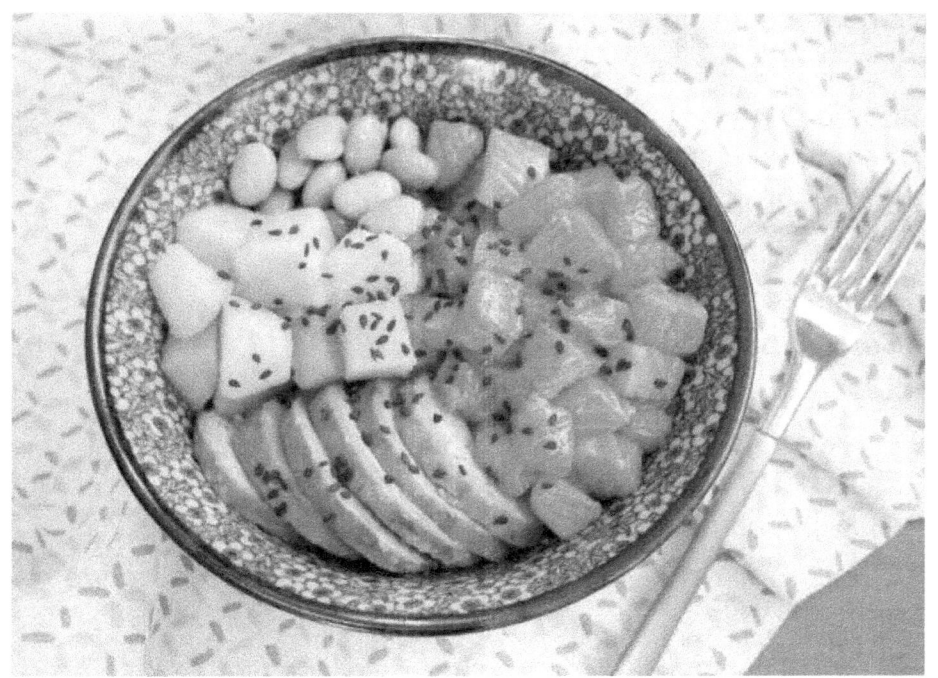

INGREDIENSER:

- 1 dragefrugt
- 1 pund sushi-grade laks, i tern
- $\frac{1}{2}$ kop skåret agurk
- $\frac{1}{2}$ kop hakket avocado
- $\frac{1}{4}$ kop skåret spidskål
- 2 spsk sojasovs
- 2 spsk riseddike
- 1 spsk sesamolie
- Salt og peber efter smag
- Kogte ris, til servering

INSTRUKTIONER:

a) Skær dragefrugten i halve og skrab kødet ud.
b) I en stor skål kombineres laks, agurk, avocado og spidskål.
c) I en separat skål piskes sojasovsen, riseddike, sesamolie, salt og peber sammen.
d) Fold dressingen i lakseblandingen, indtil den er godt blandet.
e) Fold dragefrugtkødet i.
f) Server over kogte ris.

72. Hawaiiansk Ahi Poke

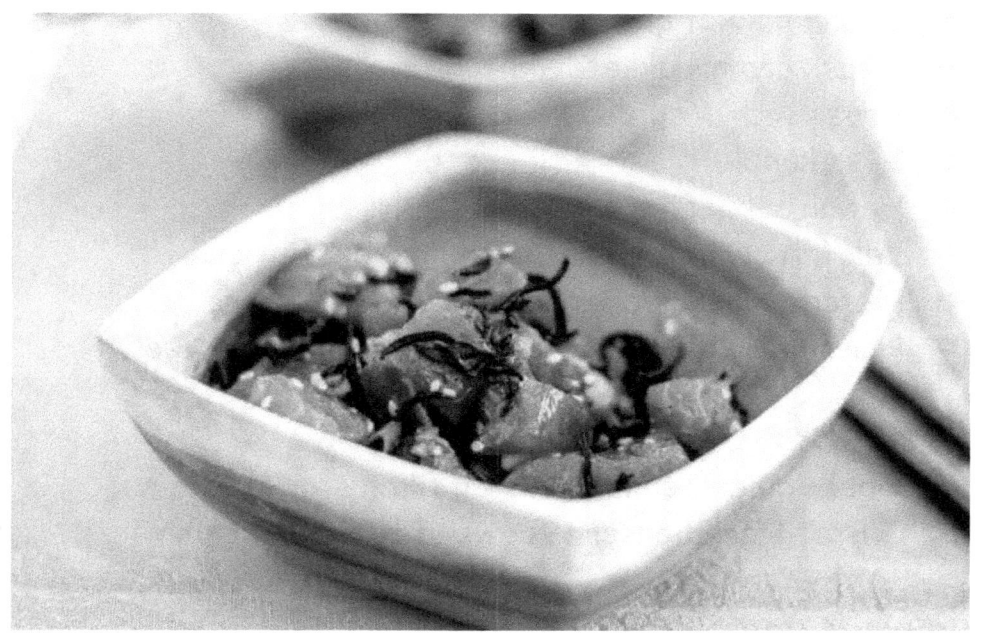

INGREDIENSER:
- 1 pund ahi, skåret i 1-tommers terninger
- 2 spsk hakket grønt løg
- 2 spsk groft hakket limu kohu
- 1 spsk sødt Maui-løg i fint tern
- 1 tsk kanel
- Hawaii salt efter smag
- Valgfrit: 1-3 hawaiianske chilipeber, fint skåret
- Ristede kukui nødder, 4 oz (113 g)
- Hawaii hvidt havsalt fra Hawaii-øerne, 2lb pose

INSTRUKTIONER:
a) Placer ahien i en mellemstor til en stor skål.
b) Tilsæt ingredienserne og vend forsigtigt sammen.

73. Tun Poke skåle med mango

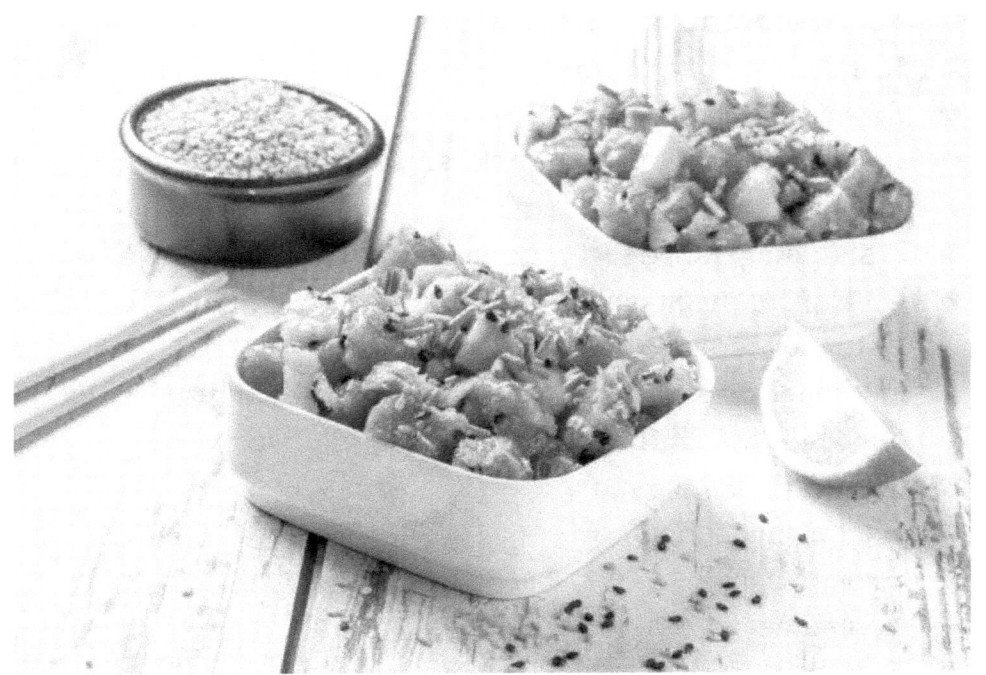

INGREDIENSER:
- 60 ml sojasovs ($\frac{1}{4}$ kop + 2 spsk)
- 30 ml vegetabilsk olie (2 spsk)
- 15 ml sesamolie (1 spsk)
- 30 ml honning (2 spsk)
- 15 ml Sambal Oelek (1 spsk, se note)
- 2 tsk frisk revet ingefær (se note)
- 3 spidskål, skåret i tynde skiver (hvide og grønne dele)
- 454 gram sushi-grade ahi-tun (1 pund), skåret i $\frac{1}{4}$ eller $\frac{1}{2}$-tommers stykker
- 2 kopper sushi ris, kogt i henhold til pakkens anvisninger (erstat med andre ris eller korn)

VALGFRI TOPPINGS:
- Skåret avocado
- Skåret agurk
- Edamame
- Syltet ingefær
- Mango i tern
- Kartoffelchips eller wonton chips
- sesamfrø

INSTRUKTIONER:
a) I en mellemstor skål piskes sojasovs, vegetabilsk olie, sesamolie, honning, Sambal Oelek, ingefær og spidskål sammen.
b) Tilsæt tun i tern til blandingen og vend. Lad blandingen marinere i køleskabet i mindst 15 minutter, eller op til 1 time.
c) For at servere skal du øse sushi-ris i skåle, toppe med den marinerede tunpoke og tilføje dine ønskede toppings.

d) Der vil være ekstra sauce til at dryppe over toppings; server det ved siden af.

74. Spicy Tuna Poke Bowl

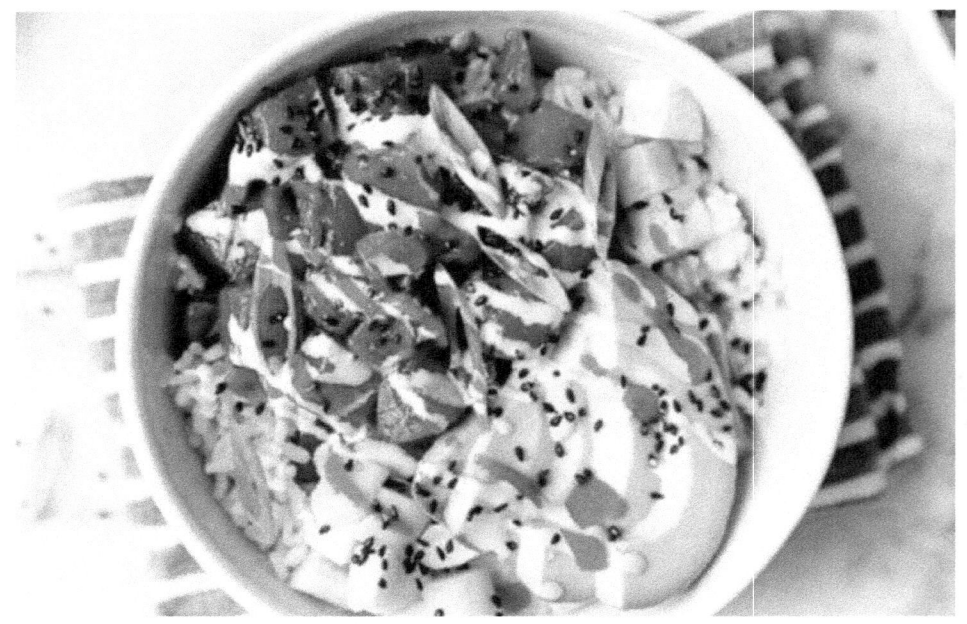

INGREDIENSER:

TIL TUN:
- 1/2 pund sushi-grade tun, skåret i 1/2-tommers terninger
- 1/4 kop skåret spidskål
- 2 spsk reduceret natrium sojasovs eller glutenfri tamari
- 1 tsk sesamolie
- 1/2 tsk sriracha

TIL SPICY MAYO:
- 2 spsk lys mayonnaise
- 2 tsk sriracha sauce

TIL SKÅLEN:
- 1 kop kogte kortkornede brune ris eller sushi hvide ris
- 1 kop agurker, skrællet og skåret i 1/2-tommers terninger
- 1/2 medium Hass avocado (3 ounces), skåret i skiver
- 2 spidskål skåret i skiver til pynt
- 1 tsk sorte sesamfrø
- Reduceret natrium soja eller glutenfri tamari, til servering (valgfrit)
- Sriracha, til servering (valgfrit)

INSTRUKTIONER:

a) Kombiner mayonnaise og sriracha i en lille skål, fortynd med lidt vand for at dryppe.

b) Kombiner tun med spidskål, sojasauce, sesamolie og sriracha i en mellemstor skål. Vend forsigtigt sammen og stil til side, mens du forbereder skålene.

c) Læg halvdelen af risene, halvdelen af tun, avocado, agurk og spidskål i to skåle.

d) Dryp med spicy mayo og drys sesamfrø. Server med ekstra sojasovs ved siden af, hvis det ønskes.
e) Nyd den dristige og krydrede smag af denne lækre Spicy Tuna Poke Bowl!

75. Shoyu og Spicy Mayo Salmon Poke Bowl

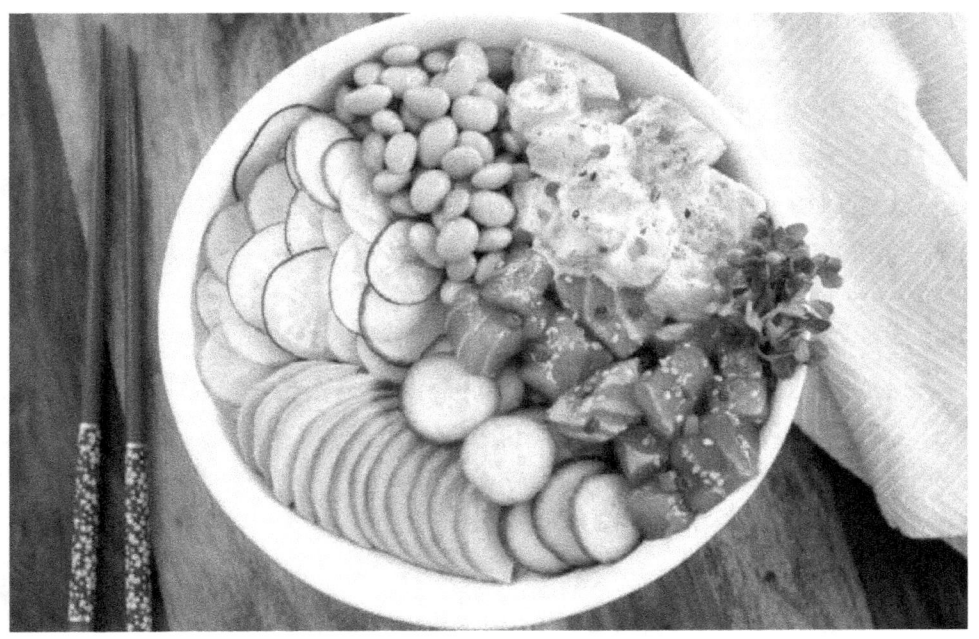

INGREDIENSER:
- 10 oz Sashimi-Grade laks eller tun, skåret i mundrette terninger og delt i to
- 2 portioner ris, japansk kortkornet ris foretrækkes
- Furikake krydderier

SHOYU MARINADE TIL 5 OZ FISK:
- 1 spiseskefuld japansk sojasauce
- ½ tsk sesamolie
- ½ tsk ristede sesamfrø
- 1 grønt løg, hakket
- ¼ lille søde løg, i tynde skiver (valgfrit)

SPICY MAYO TIL 5 OZ FISK:
- 1 spiseskefuld Kewpie Mayonnaise
- 1 tsk sød chilisauce
- ¼ teskefuld Sriracha
- ¼ teskefuld La-Yu chiliolie eller sesamolie
- En knivspids havsalt
- 1 grønt løg, hakket
- 1 tsk Tobiko, valgfrit

TOPPING IDÉER:
- Afskallede Edamame
- Avocado
- Krydret krabbesalat
- Japanske agurker, skåret i tynde skiver
- Tang salat
- Radiser, skåret i tynde skiver
- Masago
- Syltet ingefær
- Wasabi
- Sprødstegte løg
- Radisespirer

- Shichimi Togarashi

INSTRUKTIONER:
SHOYU MARINADE:
a) I en skål kombineres japansk sojasauce, sesamolie, ristede sesamfrø, hakkede grønne løg, skåret søde løg (valgfrit) og 5 oz laks i tern.
b) Kast for at kombinere og stil det i køleskabet, mens du forbereder andre ingredienser.

SPICY MAYO:
c) Kombiner Kewpie Mayonnaise, Sweet Chili Sauce, Sriracha, La-Yu Chili Oil, en knivspids havsalt, hakkede grønne løg i en skål. Juster krydderiniveauerne efter smag ved at tilføje mere Sriracha, hvis det ønskes. Tilsæt 5 oz laks i tern, bland for at kombinere, og stil den i køleskabet.

MONTAGE:
d) Læg ris i to serveringsskåle, drys med Furikake Krydderi.
e) Top risskåle med Shoyu laks, spicy mayo laks, agurk, avocado, radiser, Edamame og andre foretrukne toppings.

76. California Imitation Crab Poke Bowls

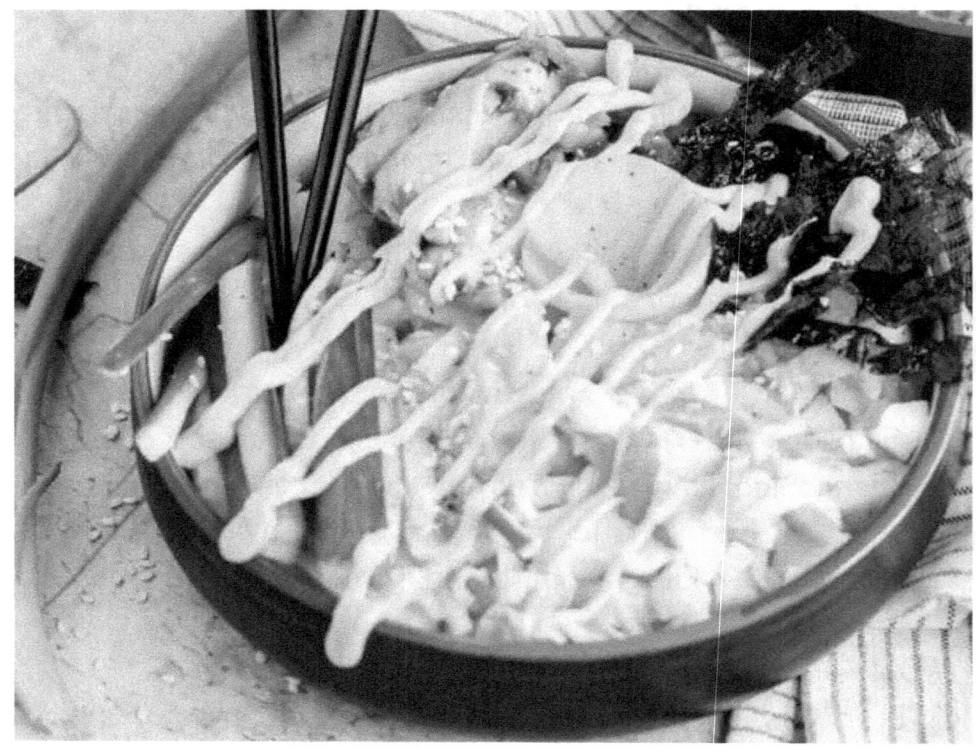

INGREDIENSER:
- 2 kopper basmati eller jasminris
- 1 snackpakke ristede tangstrimler
- 1 kop imiteret krabbekød
- ½ mango
- ½ avocado
- ½ kop engelsk agurk
- ¼ kop jalapeno i tern
- 4 spsk krydret mayo
- 3 spsk riseddike
- 2 spsk balsamico glasur
- 1 spsk sesamfrø

INSTRUKTIONER:
a) Kog risene efter pakkens anvisning. Når den er kogt, rør i riseddike og læg den i din skål.
b) Skær mangoen og grøntsagerne meget fint. Skær jalapenos i skiver for en krydret crunch. Læg dem ovenpå risene.
c) Tilsæt det fint skåret imiteret krabbekød i skålen.
d) Dryp krydret mayo og balsamicoglasur over skålen for ekstra smag. Top med sesamfrø og tangstrimler.
e) God fornøjelse!

77. Krydrede Krabbe Poke Bowls

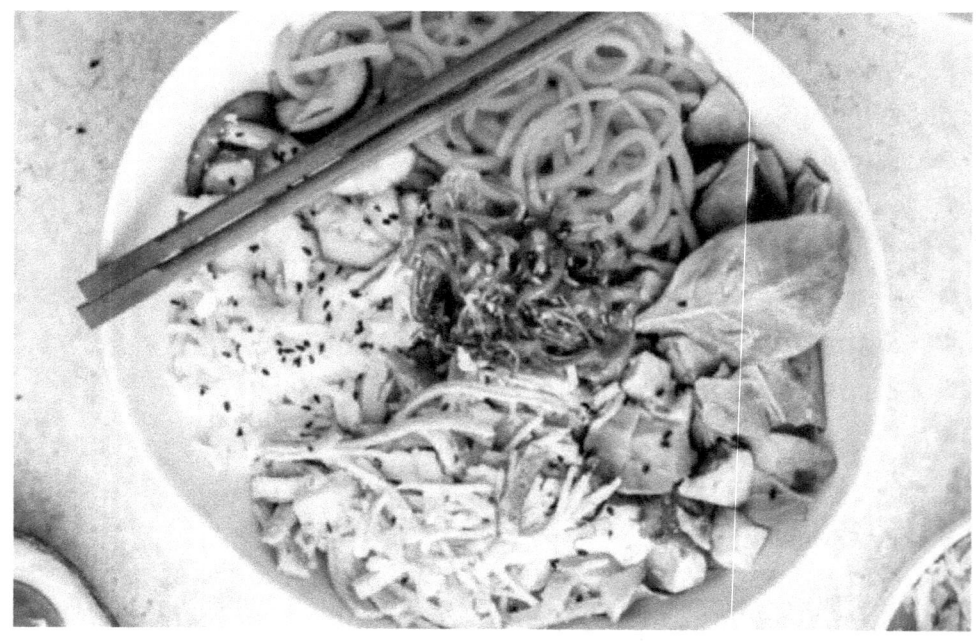

INGREDIENSER:
SUSHI RIS:
- 1 kop kortkornet sushi ris
- 2 spsk riseddike
- 1 tsk sukker

POKE BOWL SAUCE:
- 1 spsk brun farin
- 3 spsk mirin
- 2 spsk riseddike
- 3 spsk sojasovs
- $\frac{1}{4}$ tsk majsstivelse

KRYDRET KRABBESALAT:
- 8 ounce imiteret krabbekød, revet eller hakket
- 1/3 kop mayonnaise (japansk stil, hvis tilgængelig)
- 2 spsk sriracha, mere eller mindre efter smag

POKE BOWLS (BRUG HVAD DU KAN LIDE):
- Tang salat
- Skåret spidskål
- Skivede agurker
- Julienne gulerødder
- Terninger af avocado
- Friske spinatblade
- Syltede daikon eller andre japanske pickles
- sesamolie
- sesamfrø

INSTRUKTIONER:
FORBERED SUSHI-RIS:
a) Kog sushirisene efter pakkens anvisning. Når det er kogt, drysses riseddike og sukker i. Rør forsigtigt for at kombinere. Lad risene køle lidt af.

LAV POKE BOWL SAUCE:
b) Pisk farin, mirin, riseddike, sojasauce og majsstivelse sammen i en kold gryde. Varm saucen op over middel varme, bring den til at simre og lad den simre i et minut. Rør under denne proces. Sluk for varmen og lad saucen køle af, mens du tilbereder andre skålingredienser.

TILBERED KRYDRET KRABBESALAT:
c) Kombiner imiteret krabbekød, mayonnaise og sriracha i en skål. Juster srirachaen eller mayoen efter din smag.
d) Stil på køl indtil klar til brug.

SAML POKE BOWLS:
e) Lav en bund med ris og/eller frisk spinat i lave skåle. Top med krydret krabbe og ekstra toppings efter eget valg.
f) Dryp den tilberedte pokesauce over de samlede skåle. Tilsæt et strejf af sesamolie og drys sesamfrø for ekstra smag.
g) Server straks med kolde ingredienser over varme ris. Nyd den dejlige blanding af krydret krabbe, sushi-ris og den søde soja-poke bowl sauce!

78. Cremet Sriracha Reje Poke Bowls

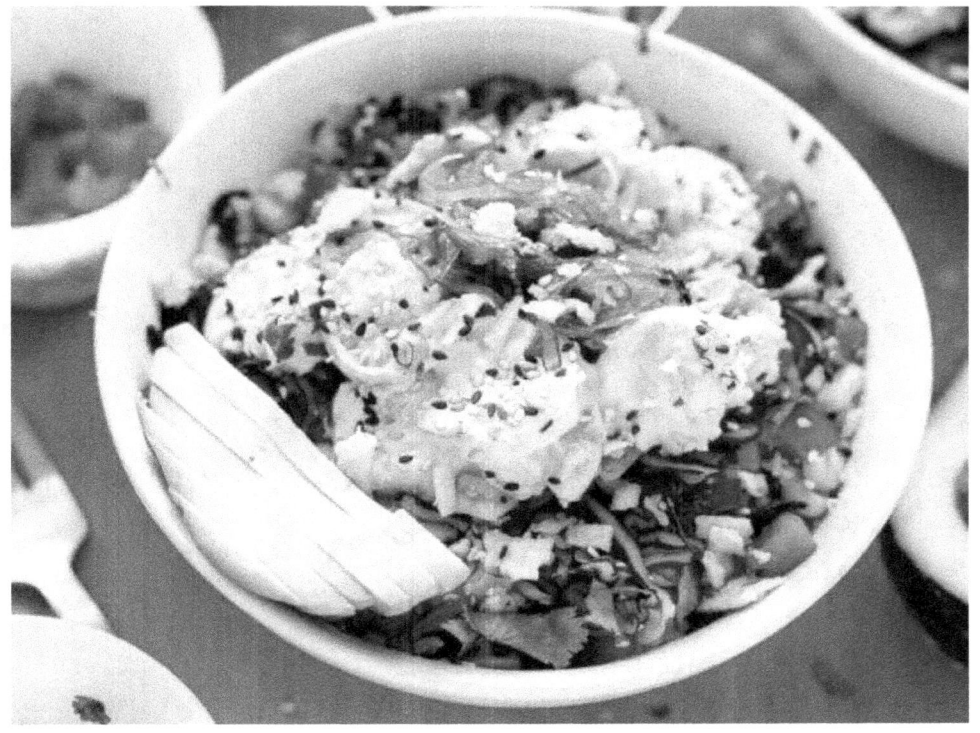

INGREDIENSER:
TIL POKE BOWLS:
- 1 lb kogte rejer
- 1 ark nori, skåret i strimler
- 1 avocado, skåret i skiver
- 1 pakke tangsalat
- 1/2 rød peber, skåret i tern
- 1/2 kop rødkål, skåret i tynde skiver
- 1/3 kop koriander, finthakket
- 2 spsk sesamfrø
- 2 spsk wonton strimler

TIL SUSHI RIS:
- 1 kop kogte sushiris (ca. 1/2 kop tør – se pakken for vandmængde, normalt 1 1/2 kop)
- 2 spsk sukker
- 2 spsk risvinseddike

TIL CREMET SRIRACHA-SAUCE:
- 1 spsk sriracha
- 1/2 kop creme fraiche

TIL CITRONGRÆSMAJS:
- 1/2 kop majs
- 1/2 citrongræsstilk, skåret i tynde skiver
- 1 fed hvidløg, hakket
- 1 spsk sojasovs

INSTRUKTIONER:
TILBERED SUSHI-RIS:
a) Kog sushi-ris i en riskoger eller efter pakkens anvisning. Når du er færdig med at tilberede, tilsæt sukker og riseddike og rør rundt.

Cremet Sriracha Sauce:

b) Bland sriracha og creme fraiche sammen. Smid rejer i denne sauce. Brug forkogte rejer eller optø frosne rå rejer og kog i vand i 2-3 minutter.

Citrongræs majs:

c) Steg majs, sojasovs, hvidløg og citrongræs ved middelhøj varme i 5-6 minutter, indtil de er gennemstegte.

SAML POKE BOWLS:

d) Tilføj sushi-ris til hver skål, og læg derefter lag med rejer og alle andre toppings, inklusive nori-strimler, avocadoskiver, tangsalat, rød peber i tern, tyndt skåret rødkål, koriander, sesamfrø og wonton-strimler.

e) Bland alt sammen i skålen, og sørg for at de cremede sriracha-belagte rejer er jævnt fordelt.

79. Fisk og Wasabi Poke Bowl

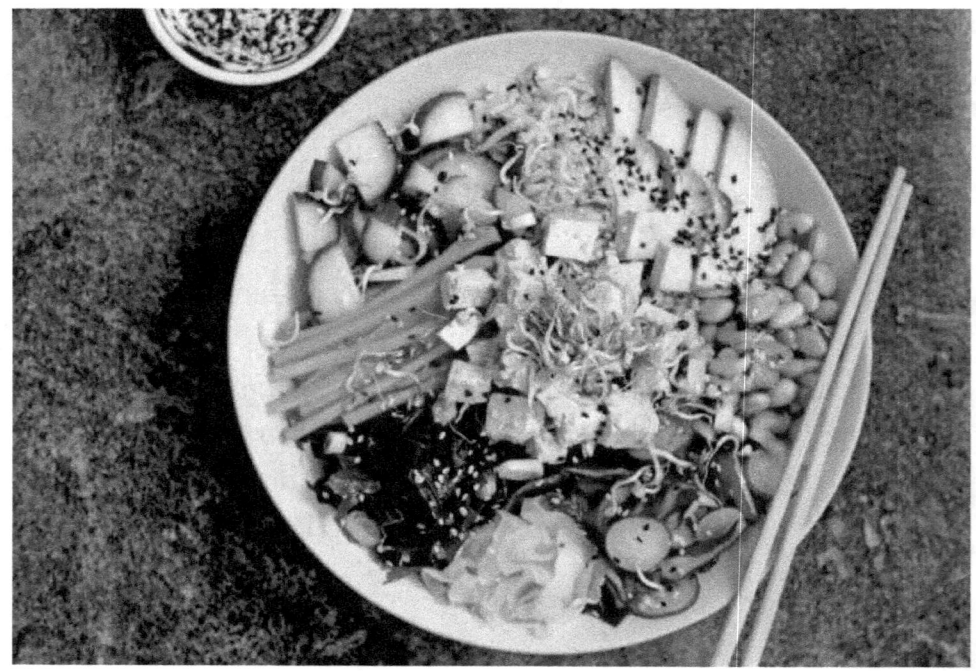

INGREDIENSER:
TIL FISKEN:
- 1 filet laks eller tun (sørg for, at det er sashimi/sushi kvalitet - sikkert at indtage rå!) eller brug røget laks, kogt kylling, rejer osv.
- ⅓ kop kokosnødde aminosyrer
- ¼ kop kompatibel appelsinjuice
- Overensstemmende Wasabi
- 1 pakke (2 spsk) Tessemae's Avocado Ranch Dressing

TIL SKÅLEN:
- Blomkålsris (kogte eller rå)
- Agurk i tern
- Mango i tern
- Hakket ananas
- Rødløg i tern
- Grønt løg
- Strimlede gulerødder
- Snap Peas
- Mulighederne og alsidigheden er uendelige!

INSTRUKTIONER:
FORBERED FISKEN:
a) Fileter fisken, hvis den ikke allerede er færdig.
b) Skær fisken i små tern.

LAV MARINADEN:
c) I en lille skål røres kokosnødaminoer, appelsinjuice, wasabi og Tessemae's Avocado Ranch Dressing sammen.
d) Mariner fisketerningerne i denne blanding i 10-15 minutter.

Saml skålen:

e) Brug så mange eller så få frugter og grøntsager, som du foretrækker. Det er din poke bowl!
f) Kom blomkålsris, agurk i tern, mango i tern, ananas i tern, rødløg i tern, grønt løg, revne gulerødder og snapsærter i en skål.
g) Læg forsigtigt de marinerede fisketern oven på de samlede grøntsager og blomkålsris.

80. Keto Spicy Ahi Tun Poke Bowl

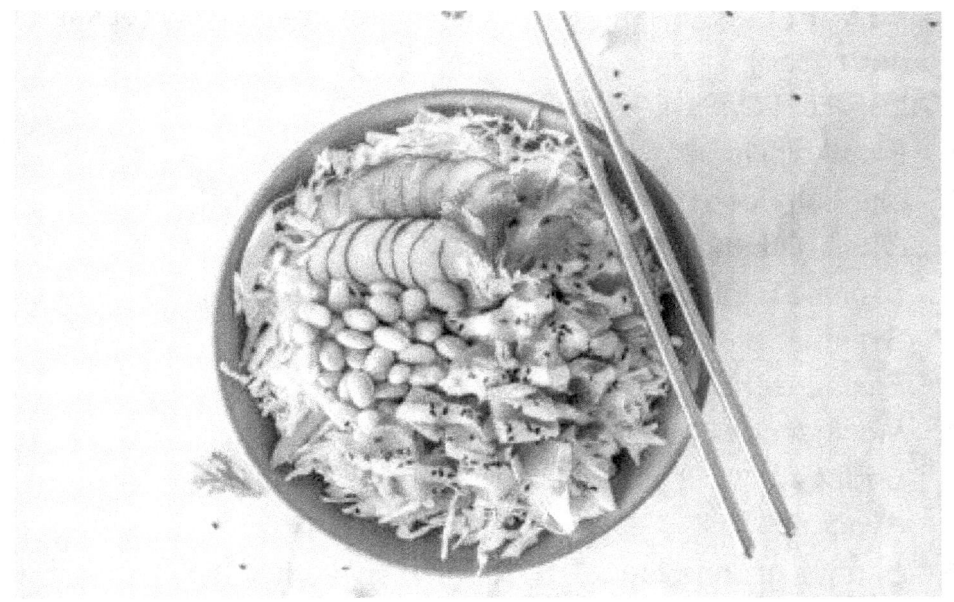

INGREDIENSER:
- 1 pund Ahi Tuna Poke Kit fra Vital Choice
- 1 batch asiatisk sød og krydret mayo (opskrift nedenfor)

VALGFRI TOPPINGS OG PYNT:
- Blomkålsris
- Nul kulhydrat ris
- Økologisk afskallet edamame
- Strimlet kål
- Strimlede gulerødder
- Fermenterede gulerødder
- Marinerede svampe
- Søde løg
- Avocado
- Skåret grønne løg
- Sorte sesamfrø
- Agurk
- Radiser
- Koriander

INSTRUKTIONER:
FORBERED asiatisk sød og krydret mayo:
a) I en lille skål laver du et parti Asian Sweet and Spicy Mayo ifølge den medfølgende opskrift. Sæt til side.

SAML POKE BOWL:
b) Arranger de valgfrie toppings og garniture efter eget valg i en skål.
c) Placer tun i tern af sushikvalitet (fra Ahi Tuna Poke Kit) over de arrangerede ingredienser i skålen.
d) Dryp den asiatiske søde og krydrede mayo sauce over toppen af pokeskålen.

81. Laks og Kimchi med Mayo Poke

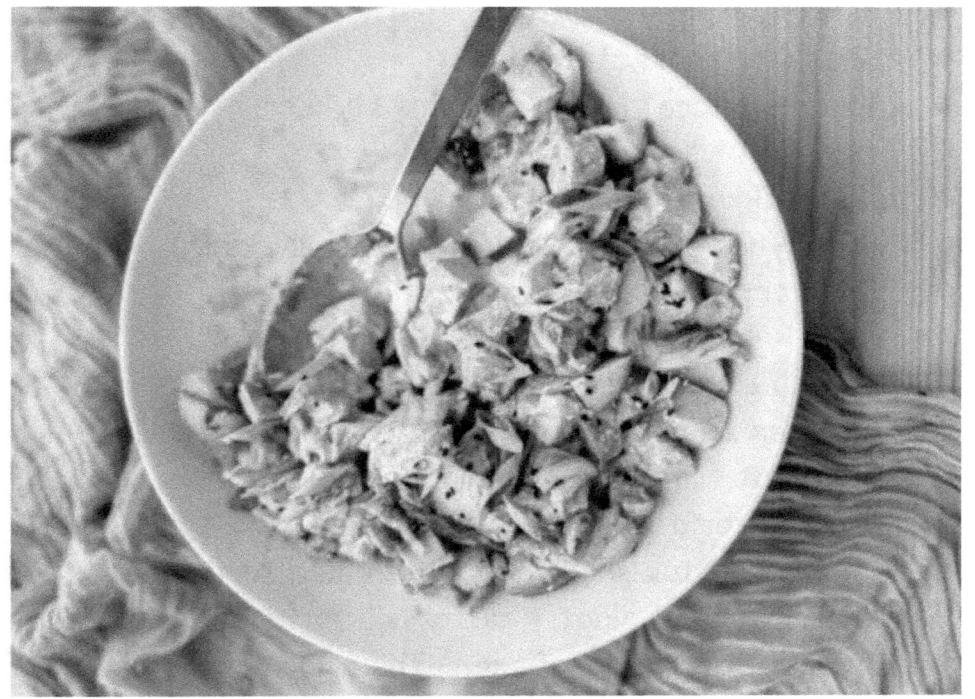

INGREDIENSER:
- 2 tsk. soya sovs
- 1 tsk. revet frisk ingefær
- 1/2 tsk. finthakket hvidløg
- 1 lb. laks, skåret i 3/4-tommers stykker
- 1 tsk. ristet sesamolie
- 1/2 c. hakket kimchi
- 1/2 c. tyndt skåret spidskål (kun grønne dele)
- Salt efter smag

INSTRUKTIONER:
a) Kombiner sojasovsen, ingefær og hvidløg i en lille skål. Rør rundt, og lad ingefær og hvidløg sidde i cirka 5 minutter for at bløde.
b) I en mellemstor skål, smid laksen med sesamolien, indtil den er jævnt belagt - dette vil forhindre surheden i kimchien i at "koge" fisken. Tilsæt kimchi, spidskål og sojasovsblandingen.
c) Fold forsigtigt, indtil det er grundigt blandet. Smag til, og tilsæt salt efter behov; hvis din kimchi allerede er godt krydret, behøver du muligvis ikke noget salt.
d) Server med det samme, eller dæk tæt og stil på køl i op til et døgn. Hvis du lader poken marinere, så smag den igen lige inden servering; du skal muligvis krydre den med et nip salt.

82. Kimchi Laksestik

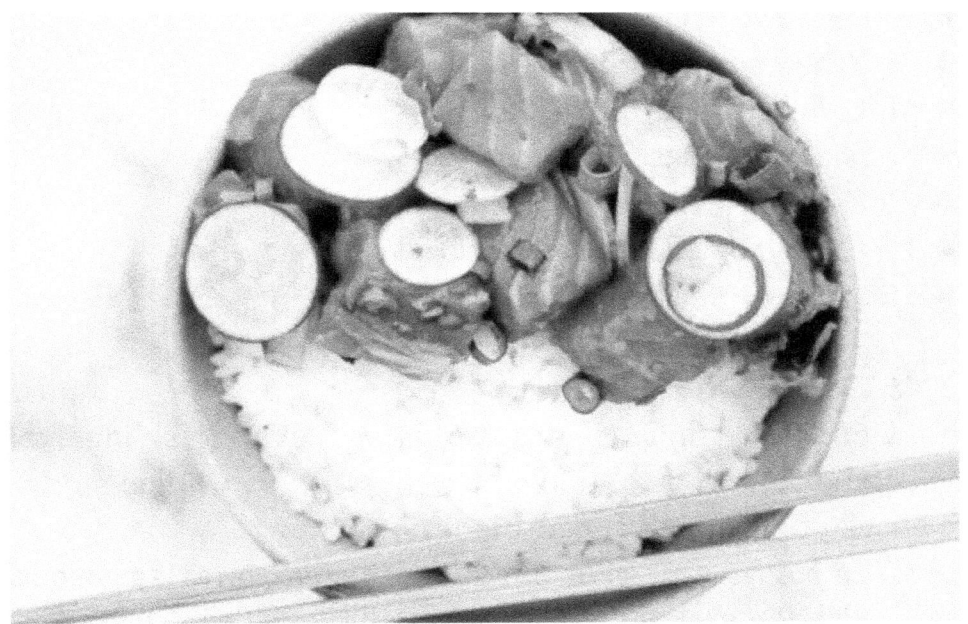

INGREDIENSER:
- 2 tsk. soya sovs
- 1 tsk. revet frisk ingefær
- 1/2 tsk. finthakket hvidløg
- 1 lb. laks, skåret i 3/4-tommers stykker
- 1 tsk. ristet sesamolie
- 1/2 c. hakket kimchi
- 1/2 c. tyndt skåret spidskål (kun grønne dele)
- Salt efter smag

INSTRUKTIONER:
a) I en lille skål kombineres sojasovs, revet frisk ingefær og hakket hvidløg. Rør og lad ingefær og hvidløg sidde i cirka 5 minutter for at bløde.
b) I en mellemstor skål, smid laksen med ristet sesamolie, indtil den er jævnt belagt. Dette forhindrer surheden i kimchien i at "koge" fisken.
c) Tilsæt hakket kimchi, tynde skiver spidskål og sojasovsblandingen til skålen med laks. Fold forsigtigt, indtil det er grundigt blandet.
d) Smag på poken og tilsæt salt efter behov. Hvis kimchien allerede er godt krydret, behøver du muligvis ikke yderligere salt.
e) Server med det samme, eller dæk tæt og stil på køl i op til et døgn. Hvis du marinerer, smag igen lige inden servering og juster salt evt.

83. Seared Tuna Poke Bowls

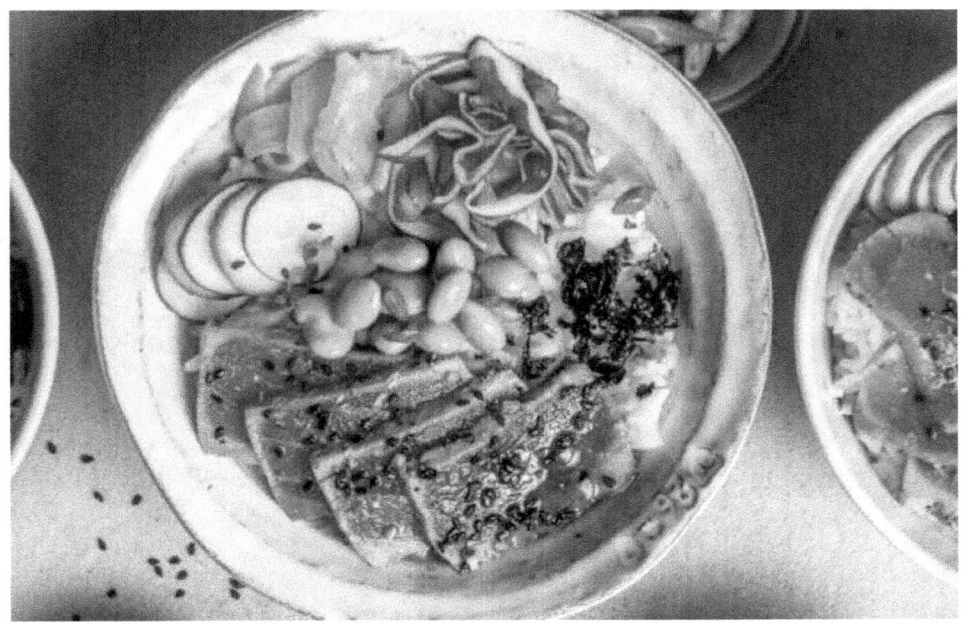

INGREDIENSER:
TIL POKE
- 1 pund Irresistibles brændt tun og Tataki
- Kogte hvide ris til servering af poke med

TIL MARINADEN
- ¼ kop sødt løg, skåret i tynde skiver
- 1 spidskål, skåret i skiver (ca. ¼ kop) plus mere til pynt
- 2 fed hvidløg, hakket
- 2 tsk sorte sesamfrø, ristede plus mere til pynt
- 2 tsk cashewnødder (ristede og usaltede), hakkede og ristede
- 1 rød chili hakket plus mere til pynt
- 3 spsk sojasovs
- 2 spsk sesamolie
- 2 tsk riseddike
- 1 tsk limesaft
- 1 spsk sriracha plus mere til servering
- ¼ tsk havsalt
- ½ tsk rød peberflager (valgfrit)

EKSTRA GARNISERINGSMULIGHEDER
- Skåret agurk
- Skivede radiser
- Skåret kål
- Tangflager
- Hakket avocado
- Edamame

INSTRUKTIONER:
a) Kombiner alle ingredienserne til marinaden i en stor skål og tilsæt de svitsede tunskiver og vend forsigtigt til belægning.

b) Dæk til og stil på køl i 10-30 minutter.
c) Tag ud af køleskabet og server over en bund af hvide ris sammen med eventuelt pynt og lidt varm sauce/sriracha ved siden af.

RAINBOW SUSHI SKÅLE

84. Orange Sushi kopper

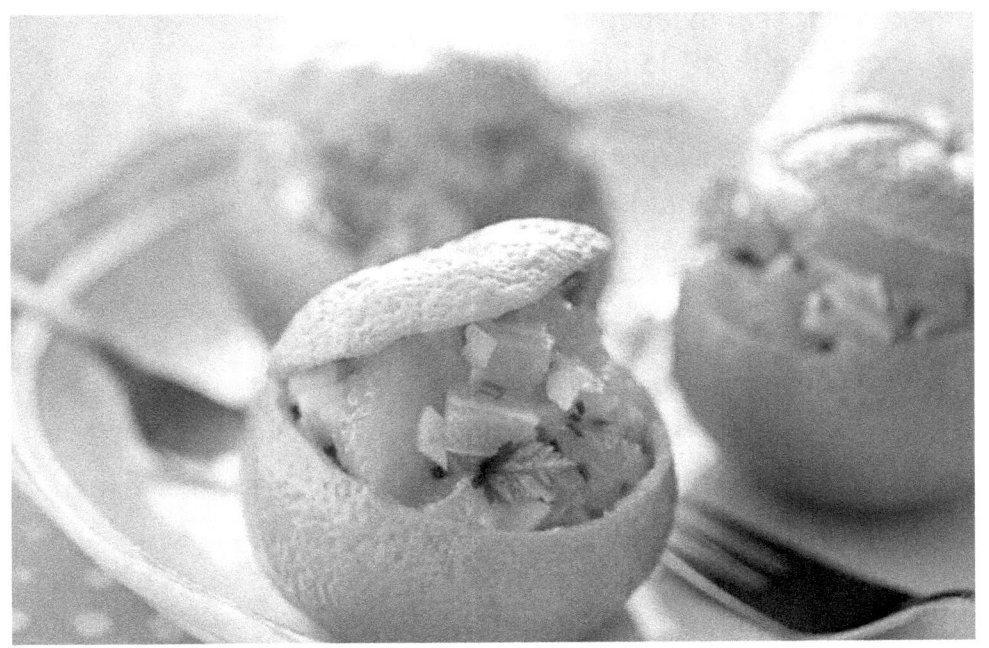

INGREDIENSER:
- 1 kop tilberedt traditionel sushi-ris
- 2 kernefri navleappelsiner
- 2 tsk plukket blommepasta
- 2 tsk ristede sesamfrø
- 4 store shiso-blade eller basilikumblade
- 4 teskefulde hakket grønne løg, kun grønne dele
- 4 imiterede krabbestokke, benstil
- 1 ark nori

INSTRUKTIONER:
a) Forbered Sushi Ris.
b) Skær appelsinerne i halve på kryds og tværs. Fjern en lille skive fra bunden af hver halvdel, så hver enkelt sidder fladt på skærebrættet. Brug en ske til at fjerne indersiden fra hver halvdel. Reservér enhver juice, frugtkød og segmenter til anden brug, såsom Ponzu-sauce.
c) Dyp fingerspidserne i vand og læg ca. 2 spsk af de tilberedte Sushi-ris i hver appelsinskål.
d) Smør $\frac{1}{2}$ tsk af den syltede blommepasta over risene. Tilføj yderligere 2 spsk lag ris til hver af skålene. Drys $\frac{1}{2}$ tsk af de ristede sesamfrø over risene.
e) Stik et shiso-blad ind i hjørnet af hver skål. Læg 1 tsk af de grønne løg foran shiso-bladene i hver skål. Tag de imiterede crabsticks og gnid dem mellem dine håndflader for at rive dem, eller brug en kniv til at skære dem i skiver. Læg en krabbe til en værdi af en pind oven på hver skål.

f) Til servering skæres norien i tændstikstrimler med en kniv. Top hver skål med nogle af nori-strimlerne. Server med sojasovs.

85. Steg Sushi skål

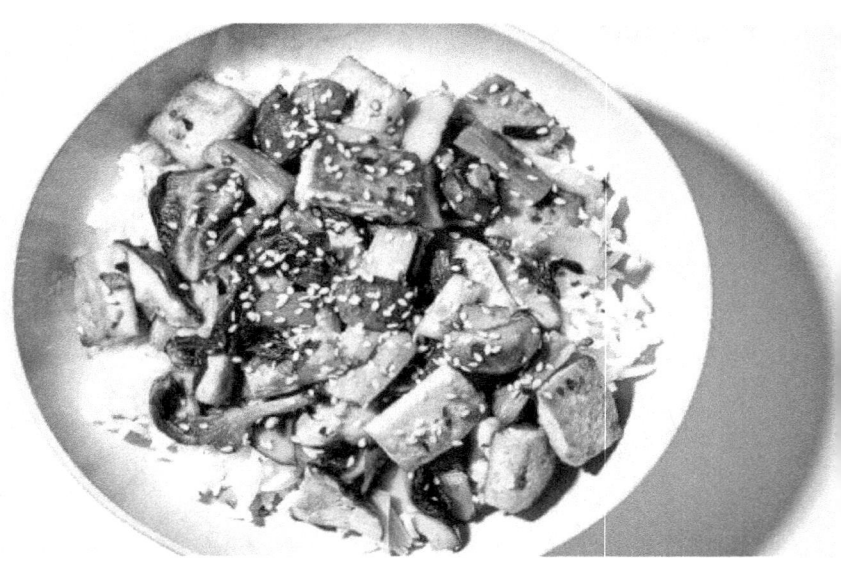

INGREDIENSER:

- 1½ dl Sushi ris
- 4 store smørsalatblade
- ½ kop ristede jordnødder, groft hakkede
- 4 teskefulde hakket grønne løg, kun grønne dele
- 4 store shiitakesvampe, stilke fjernet og skåret i tynde skiver
- Krydret Tofu Mix
- ½ gulerod, spiralskåret eller strimlet

INSTRUKTIONER:

a) Forbered Sushi Ris og Krydret Tofu Mix.
b) Anret smørsalatbladene på en serveringsbakke.
c) Rør de tilberedte Sushi-ris, ristede jordnødder, hakkede grønne løg og shiitakesvampeskiver sammen i en mellemstor skål.
d) Fordel de blandede ris mellem salat "skålene".
e) Pak forsigtigt risene i salatskålen.
f) Fordel den krydrede tofublanding mellem salatskålene.
g) Top hver med nogle af gulerodssnurlerne eller -strimlerne.
h) Server røreskålene med lidt sødet sojasirup.

86. Sushiskål med æg, ost og grønne bønner

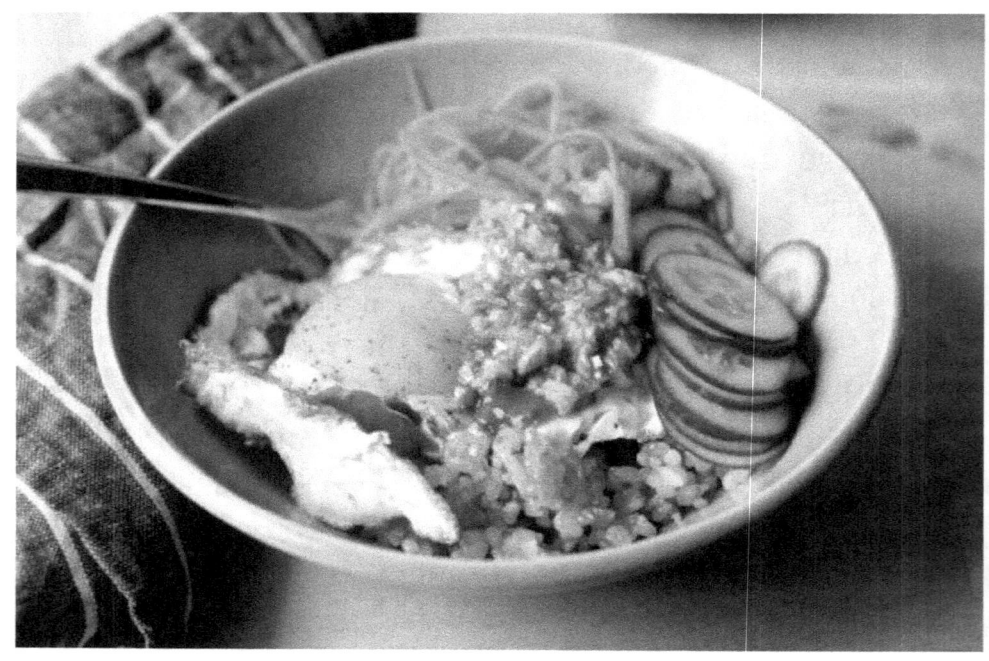

INGREDIENSER:

- $1\frac{1}{2}$ kopper tilberedt traditionel sushi-ris
- 10 grønne bønner, blancheret og skåret i strimler
- 1 japansk omeletplade, skåret i skiver
- 4 spsk gedeost, smuldret
- 2 tsk hakkede grønne løg, kun grønne dele

INSTRUKTIONER:

a) Forbered sushiris og japansk omelet.
b) Fugt fingerspidserne, før du tilføjer $\frac{3}{4}$ kop sushiris til hver skål.
c) Flad forsigtigt overfladen af risene i hver skål.
d) Fordel de grønne bønner, omelet-æggestrimler og gedeost mellem de 2 skåle i et flot mønster.
e) For at servere, drys 1 tsk grønne løg i hver skål.

87. Peach Sushi skål

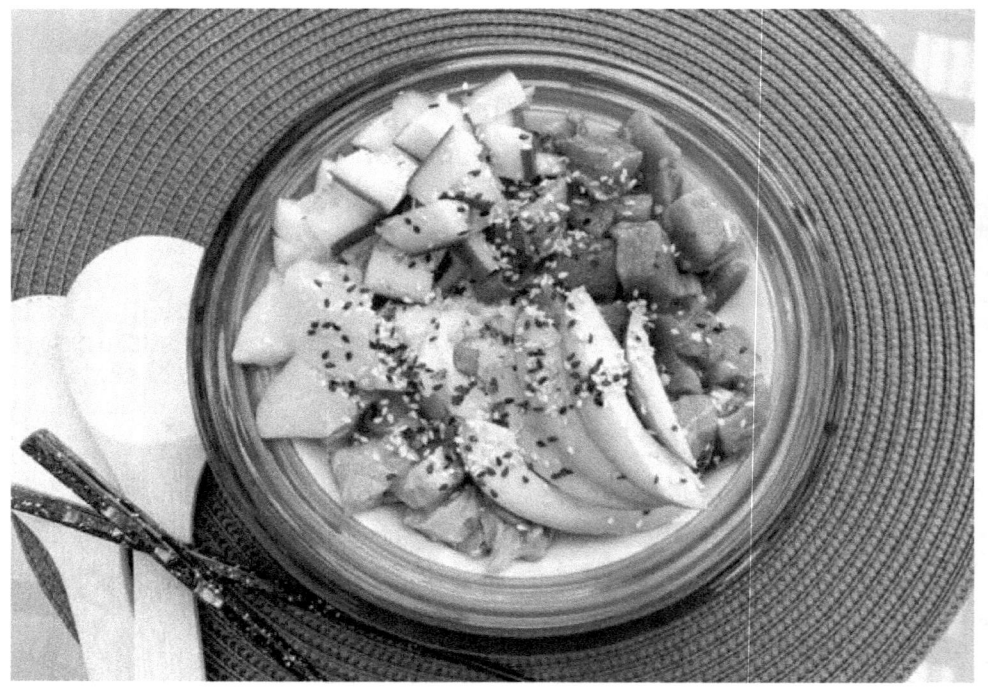

INGREDIENSER:
- 2 kopper tilberedt traditionel Sushi-ris
- 1 stor fersken, frøet og skåret i 12 skiver
- $\frac{1}{2}$ kop Sushi-risdressing
- $\frac{1}{2}$ tsk hvidløg chilisauce
- Stænk mørk sesamolie
- 1 bundt brøndkarse, tykke stængler fjernet

EKSTRA TOPPINGS
- Avocado
- Laks
- Tunfisk

INSTRUKTIONER:
a) Forbered sushiris og ekstra sushirisdressing.
b) Læg ferskenbådene i en mellemstor skål. Tilsæt Sushi Rice Dressing, hvidløg chilisauce og mørk sesamolie.
c) Giv ferskerne et godt skub i marinaden, inden du dækker dem.
d) Lad ferskerne sætte sig ved stuetemperatur i marinaden i mindst 30 minutter og op til 1 time.
e) Fugt fingerspidserne, før du lægger $\frac{1}{2}$ kop af de tilberedte Sushi-ris i hver skål.
f) Flad forsigtigt overfladen af risene ud.
g) Fordel toppings jævnt i et attraktivt mønster over toppen af hver skål, så 3 ferskenskiver pr. portion.
h) Server med en gaffel og sojasovs til dypning.

88. Ratatouille Sushi skål

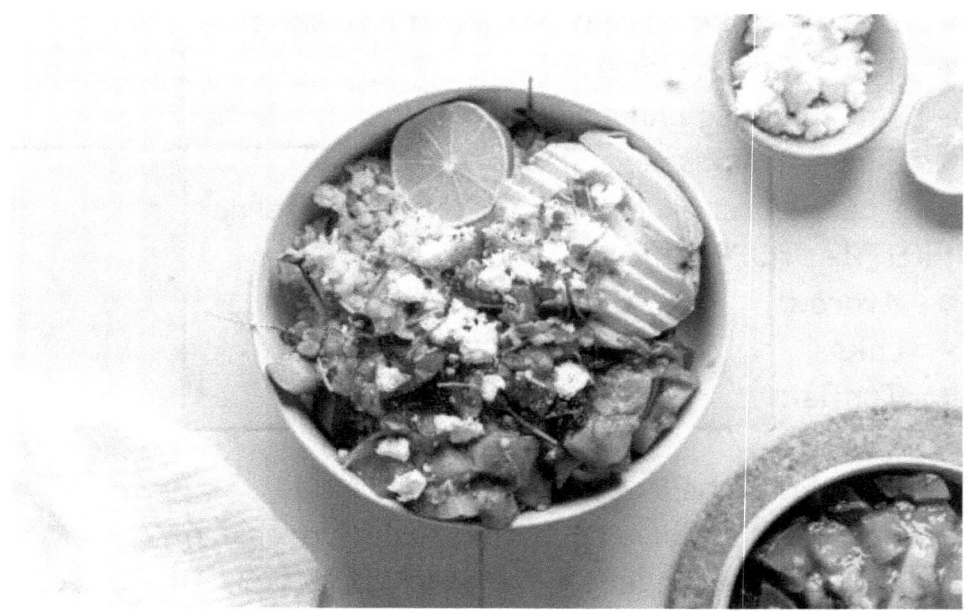

INGREDIENSER:

- 2 kopper tilberedt traditionel Sushi-ris
- 4 store tomater, blancheret og skrællet
- 1 spsk hakket grønne løg, kun grønne dele
- $\frac{1}{2}$ lille japansk aubergine, ristet og skåret i små tern
- 4 spsk stegte løg
- 2 spsk sesamnudledressing

INSTRUKTIONER:

a) Forbered sushi-ris- og sesamnudeldressingen.
b) Kom sushiris, grønne løg, aubergine, stegte løg og sesamnudledressing i en mellemstor skål og bland godt.
c) Skær toppen af hver tomat væk og skrab midten ud.
d) Hæld $\frac{1}{2}$ kop af den blandede Sushi-risblanding i hver tomatskål.
e) Brug bagsiden af skeen til forsigtigt at flade risene.
f) Servér tomatskålene med en gaffel.

89. Crunchy Fried Tofu Sushi Bowl

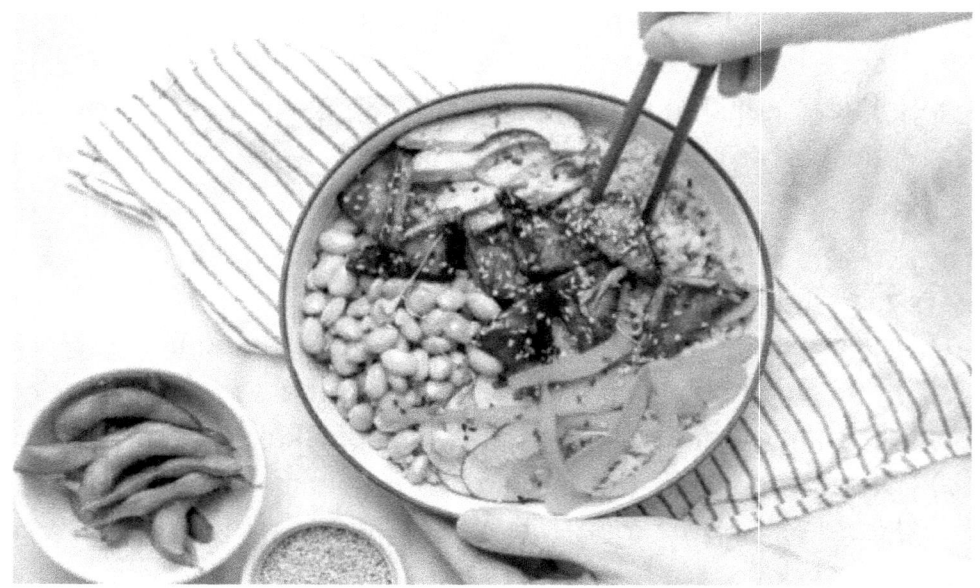

INGREDIENSER:
- 4 kopper tilberedt traditionel Sushi-ris
- 6 ounce fast tofu, skåret i tykke skiver
- 2 spsk kartoffelstivelse eller majsstivelse
- 1 stor æggehvide, blandet med 1 tsk vand
- ½ kop brødkrummer
- 1 tsk mørk sesamolie
- 1 tsk madolie
- ½ tsk salt
- En gulerod, skåret i 4 tændstik
- ½ avocado, skåret i tynde skiver
- 4 spsk majskerner, kogte
- 4 teskefulde hakket grønne løg, kun grønne dele
- 1 nori, skåret i tynde strimler

INSTRUKTIONER:
a) Forbered Sushi Ris.
b) Læg skiverne mellem lag køkkenrulle eller rene viskestykker og læg en tung skål ovenpå.
c) Lad tofuskiverne dryppe af i mindst 10 minutter.
d) Opvarm din ovn til 375°F.
e) Dryp de afdryppede tofuskiver i kartoffelstivelsen.
f) Kom skiverne i æggehvideblandingen og vend dem til at dække.
g) Bland panko, mørk sesamolie, salt og madolie sammen i en mellemstor skål.
h) Pres lidt af pankoblandingen let på hver af tofuskiverne.
i) Læg skiverne på en bageplade beklædt med bagepapir.
j) Bag i 10 minutter, og vend derefter skiverne.

k) Bages i yderligere 10 minutter, eller indtil panko-belægningen er sprød og gyldenbrun.
l) Tag skiverne ud af ovnen og lad dem køle lidt af.
m) Saml 4 små serveringsskåle. Fugt fingerspidserne, før du tilføjer $\frac{3}{4}$ kop sushiris til hver skål.
n) Flad forsigtigt overfladen af risene i hver skål. Fordel panko tofu skiverne mellem de 4 skåle.
o) Tilsæt $\frac{1}{4}$ af gulerodstændstikkerne til hver skål.
p) Læg $\frac{1}{4}$ af avocadoskiverne i hver skål. Læg 1 spiseskefuld af majskernerne oven på hver skål.
q) Til servering drysses $\frac{1}{4}$ af nori-strimlerne over hver skål. Server med sødet sojasirup eller sojasovs.

90. Avocado sushi skål

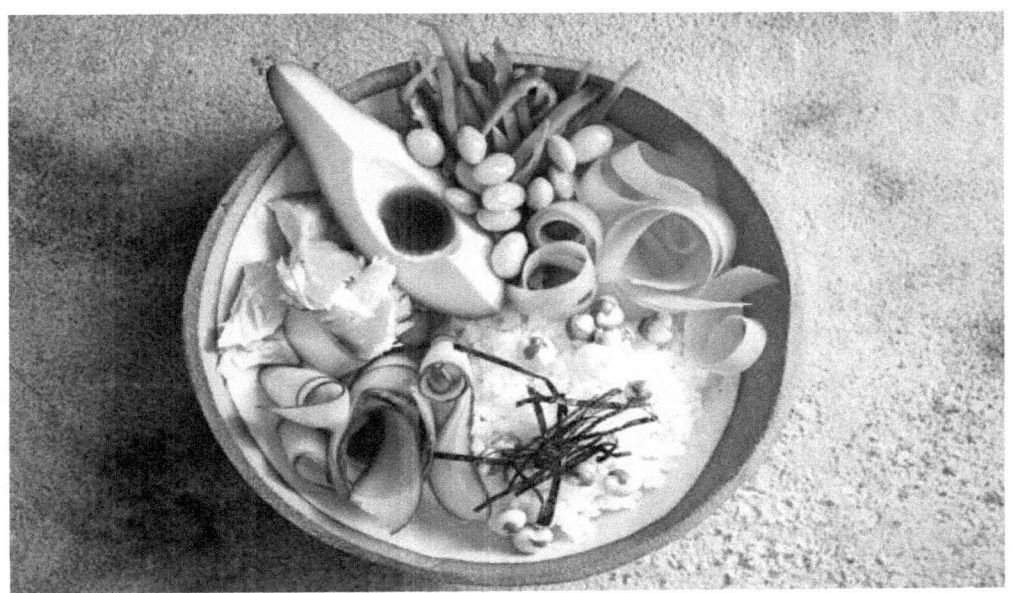

INGREDIENSER:
- 1½ kopper tilberedt traditionel sushi-ris
- ¼ lille jicama, skrællet og skåret i tændstik
- ½ jalapeño chilipeber, kerner fjernet og hakket groft
- Saft af ½ lime
- 4 spsk Sushi Risdressing
- ¼ avocado, skrællet, frøet og skåret i tynde skiver
- 2 friske korianderkviste, til pynt

INSTRUKTIONER:
a) Forbered sushiris og sushirisdressing.
b) Bland jicama-tændstikkerne, hakket jalapeño, limesaft og Sushi-risdressing i en lille ikke-metal skål. Lad smagene blande sig i mindst 10 minutter.
c) Hæld væsken fra jicama-blandingen.
d) Fugt fingerspidserne, før du tilføjer ¾ kop sushiris til hver skål.
e) Flad forsigtigt overfladen af risene ud.
f) Læg ½ af den marinerede jicama oven på hver skål.
g) Fordel avocadoskiverne mellem de 2 skåle, og læg hver i et smukt mønster over risene.
h) Til servering toppes hver skål med en frisk korianderkvist og Ponzu-sauce.

REGNBUE BUDDHA SKÅLE

91. Tofu Scramble skåle med rosenkål

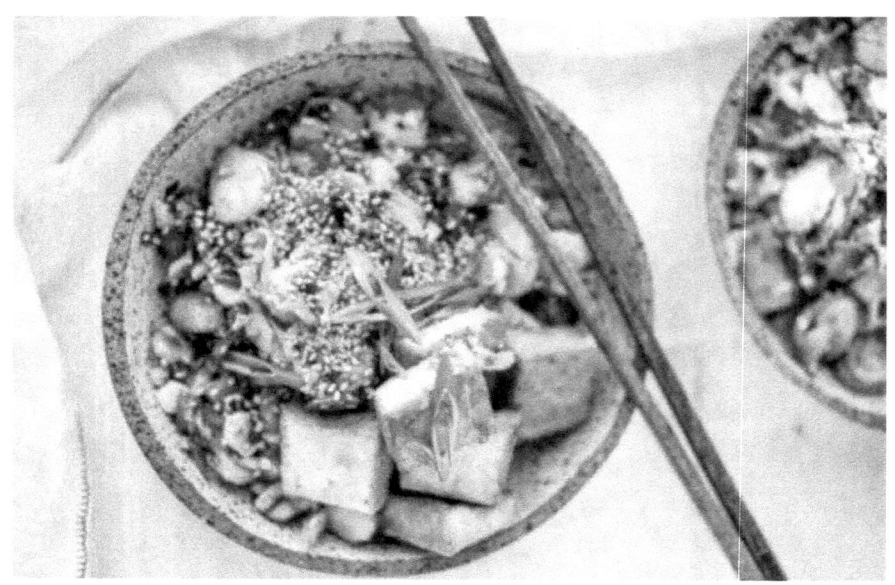

INGREDIENSER:

- 2 kopper (140 g) fintrevet toscansk grønkål
- ½ pund (224 g) rosenkål, skåret og strimlet
- 2½ spiseskefulde (37 ml) avocado eller ekstra jomfru olivenolie, delt
- Saft fra ½ citron
- Kosher salt og friskkværnet sort peber
- 1 stor sød kartoffel, skåret i tern
- ½ tsk paprika
- 14 ounce (392 g) ekstra fast tofu, presset og drænet
- 3 spidskål, hvide og grønne dele, skåret i tynde skiver
- 2 spiseskefulde (6 g) næringsgær
- 1 tsk (2 g) stødt gurkemeje
- ½ tsk hvidløgspulver
- 2 avocadoer, skrællet, udstenet og skåret i tynde skiver
- 1 opskrift Grøn Tahinisauce
- Solsikkefrø

INSTRUKTIONER

a) Forvarm ovnen til 425°F (220°C eller gasmærke 7).
b) Tilsæt grønkål og rosenkål til en stor skål. Gnid med ½ spsk (7 ml) af olien og vend med citronsaft og en knivspids salt; sæt til side.
c) Tilføj kartoffelbådene til en bageplade med kant og vend med 1 spsk (15 ml) olie, paprika, salt og peber. Steg indtil de er møre og let brunede, cirka 20 minutter, mens du rører en gang halvvejs igennem. Tilbered imens tofuen.
d) Kom tofuen i en mellemstor skål, og bræk den i små ostemasse med en gaffel eller fingrene. Opvarm den

resterende 1 spsk (15 ml) olie i en stor stegepande over medium-høj varme. Tilsæt spidskål og sauter indtil de er bløde og duftende, cirka 2 minutter. Tilsæt tofuen og sauter i 2 minutter. Tilsæt næringsgær, gurkemeje, hvidløgspulver, salt og peber, og rør, indtil det er godt blandet. Fortsæt med at lave mad, indtil tofuen er gennemvarmet og let brunet, 4 til 5 minutter længere.

e) For at servere fordeles grønkål og rosenkål mellem skåle. Top med ristet sød kartoffel, krypteret tofu og avocado, dryp derefter med grøn tahinisauce og drys med solsikkekerner.

92. Niçoise skåle med linser og røget laks

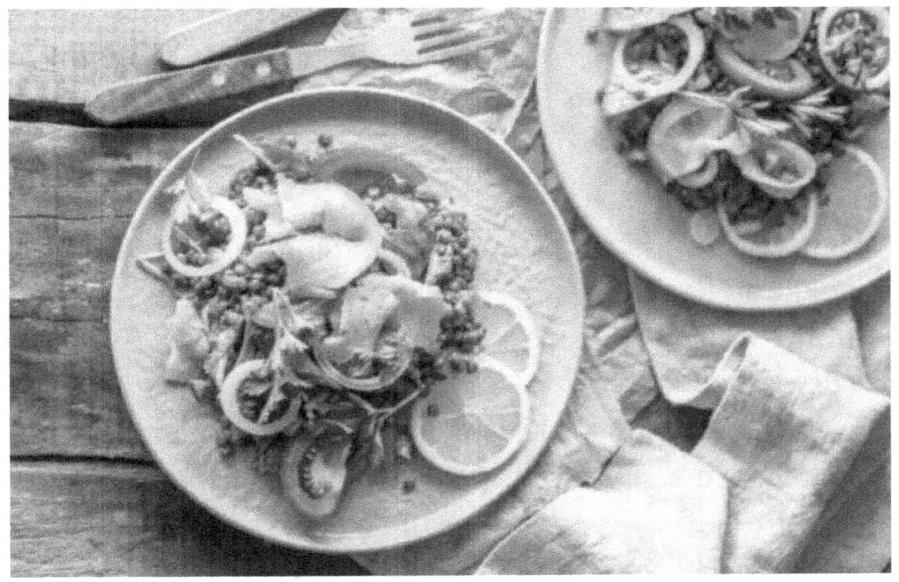

INGREDIENSER:

- ¾ kop (144 g) franske linser
- Kosher salt og friskkværnet sort peber
- 8 fingerling kartofler, halveret på langs
- 2 spiseskefulde (30 ml) avocado eller ekstra jomfru olivenolie, delt
- 1 skalotteløg i tern
- 6 ounce (168 g) grønne bønner, trimmet
- 2 pakkede kopper (40 g) rucola
- 1 kop (150 g) druetomater, halveret
- 8 radiser i kvarte
- 1 fennikelløg, trimmet og skåret i tynde skiver
- 4 hårdkogte æg, halveret
- 4 ounces (115 g) tyndt skåret røget laks
- 1 opskrift Hvidvin-Citron Vinaigrette

INSTRUKTIONER

a) Forvarm ovnen til 425°F (220°C eller gasmærke 7).
b) Tilsæt linserne og en generøs knivspids salt til en mellemstor gryde, og dæk med vand med mindst 5 cm. Bring det i kog, reducer derefter varmen til lav og lad det simre, indtil det er mørt, cirka 25 minutter. Dræn det overskydende vand.
c) Kast kartoflerne med 1 spsk (15 ml) af olien, salt og peber. Arranger i et enkelt lag på en bageplade med kant. Steg indtil de er møre og let brunede, cirka 20 minutter. Sæt til side.
d) Opvarm i mellemtiden den resterende 1 spsk (15 ml) olie i en stegepande over medium varme. Sauter skalotteløget, indtil det er blødt, cirka 3 minutter. Tilsæt de grønne bønner og smag til med salt og peber.

Kog, under omrøring af og til, indtil de er lige møre, cirka 5 minutter.

e) For at servere fordeles linser og ruccola mellem skåle. Top med sprøde kartofler, grønne bønner, tomater, radise, fennikel, æg og røget laks. Dryp med hvidvin-citronvinaigrette.

93. Skåle med røget laks og soba nudler

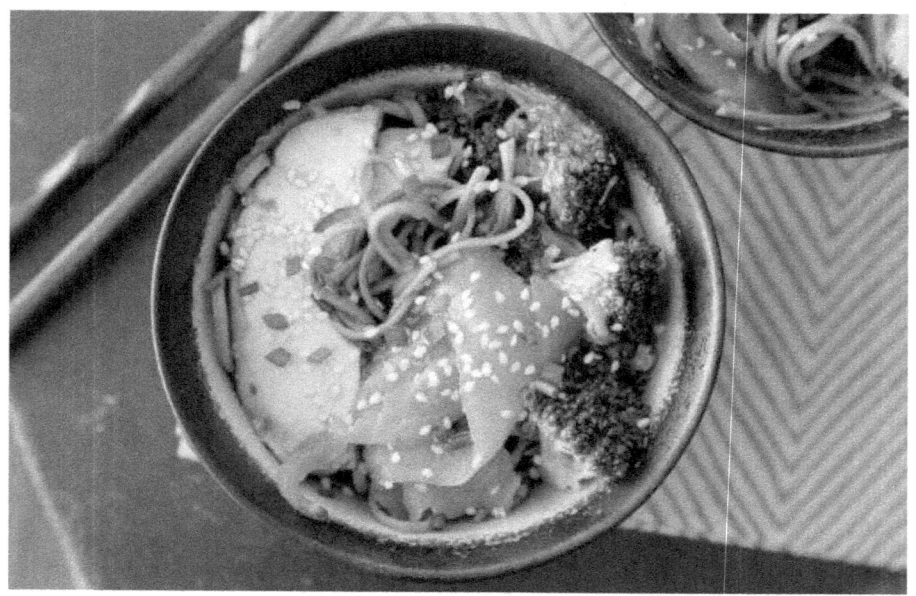

INGREDIENSER:

- 4 spiseskefulde (60 ml) tamari
- 1 spsk (15 ml) riseddike
- 1 spsk (6 g) friskrevet ingefær
- 1 tsk (5 ml) ristet sesamolie
- ½ tsk honning
- 6 ounce (168 g) tør boghvede soba
- nudler
- 1 kop (120 g) afskallet edamame
- 4 ounces (115 g) tyndt skåret røget laks
- 1 mellemstor agurk uden kerner, skrællet og skåret i julien
- 1 avocado, skrællet, udstenet og skåret i tynde skiver
- Strimlet nori
- Rød peber flager

INSTRUKTIONER

a) Pisk tamari, riseddike, ingefær, sesamolie og honning sammen i en lille skål; sæt til side.
b) Bring en stor gryde med saltet vand i kog. Kog soba nudlerne efter pakkens anvisninger. Dræn nudlerne og skyl grundigt med koldt vand. Rør saucen sammen endnu en gang og vend nudlerne med 1 spsk (15 ml) sauce.
c) For at servere skal du dele soba-nudlerne mellem skåle. Top med edamame, røget laks, agurk og avocado. Dryp med sauce og drys med nori og rød peberflager.

94. Marokkanske laks og hirse skåle

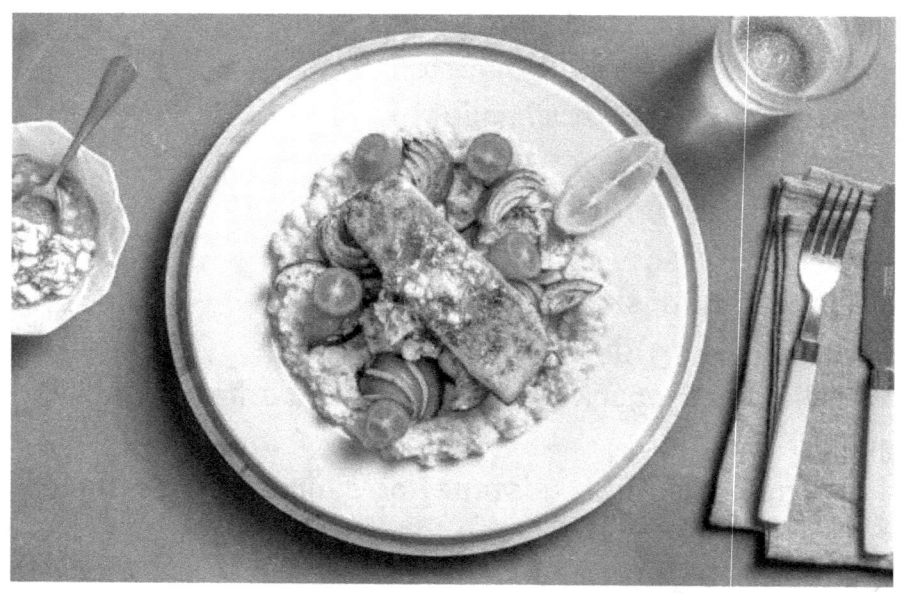

INGREDIENSER:
- ¾ kop (130 g) hirse
- 2 kopper (470 ml) vand
- Kosher salt og friskkværnet sort peber
- 3 spiseskefulde (45 ml) avocado eller ekstra jomfru olivenolie, delt
- ½ kop (75 g) tørrede ribs
- ¼ kop (12 g) finthakket frisk mynte
- ¼ kop (12 g) finthakket frisk persille
- 3 mellemstore gulerødder
- 1½ spsk (9 g) harissa
- 1 tsk (6 g) honning
- 1 fed hvidløg, hakket
- ½ tsk stødt spidskommen
- ½ tsk stødt kanel
- 4 (4- til 6-ounce, 115 til 168 g) laksefileter
- ½ medium engelsk agurk, hakket
- 2 pakkede kopper (40 g) rucola
- 1 opskrift på mynteyoghurtsauce

INSTRUKTIONER

a) Forvarm ovnen til 425°F (220°C eller gasmærke 7).
b) Tilsæt hirsen til en stor, tør gryde og rist ved medium varme, indtil den er gyldenbrun, 4 til 5 minutter. Tilsæt vandet og et godt nip salt. Vandet vil sprøjte, men vil sætte sig hurtigt. Bring i kog. Reducer varmen til lav, rør 1 spsk (15 ml) af olien i, læg låg på og lad det simre, indtil det meste af vandet er absorberet, 15 til 20 minutter. Tag af varmen og damp i gryden i 5 minutter. Når det er afkølet, rør ribs, mynte og persille i.

c) Skræl og skær i mellemtiden gulerødderne i ½ tomme (1,3 cm) tykke runder. Pisk 1½ spiseskefulde (23 ml) olie, harissa, honning, hvidløg, salt og peber sammen i en mellemstor skål. Tilsæt gulerødderne og rør rundt for at kombinere. Fordel i et jævnt lag på den ene side af en bageplade beklædt med bagepapir. Rist gulerødderne i 12 minutter.
d) Pisk den resterende ½ spsk (7 ml) olie, spidskommen, kanel og ½ tsk salt sammen i en lille skål. Pensl over laksefileterne. Tag bagepladen ud af ovnen. Vend gulerødderne, og anret laksen på den anden side. Steg indtil laksen er gennemstegt og flager let, 8 til 12 minutter afhængig af tykkelsen.
e) For at servere, fordel urtehirse mellem skåle. Top med en laksefilet, ristede gulerødder, agurk og rucola, og dryp med mynteyoghurtsauce.

95. Thai kokos karry skåle

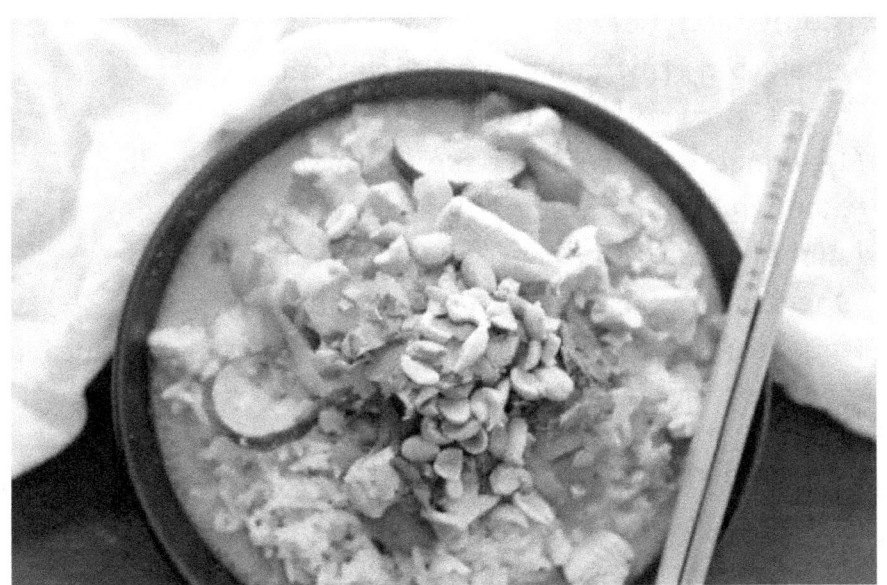

INGREDIENSER:
- 1 spsk (14 g) kokosolie
- 3 fed hvidløg, hakket
- 1½ spsk (9 g) finthakket frisk ingefær
- 2 spsk (30 g) rød thailandsk karrypasta
- 1 (14-ounce eller 392 g) dåse usødet kokosmælk
- 1½ kopper (355 ml) grøntsagsfond
- 1 lime, skrællet og derefter skåret i tern
- Kosher salt og friskkværnet sort peber
- 14 ounce (392 g) ekstra fast tofu, presset, drænet og skåret i terninger
- 8 ounce (225 g) grønne bønner, trimmet
- 2 teskefulde (10 ml) tamari
- 1 hoved broccoli, skåret i buketter
- 16 ounce (455 g) zucchininudler
- 1 kop (70 g) revet rødkål
- Ristede usaltede jordnødder, hakkede
- Hakket frisk koriander

INSTRUKTIONER

a) Varm olien op i en medium gryde ved middel varme. Tilsæt hvidløg og ingefær, rør til belægningen, og kog indtil dufter, cirka 30 sekunder. Rør karrypastaen i og kog i 1 minut længere. Rør kokosmælk, bouillon og limeskal i, og smag til med salt og peber. Bring det i kog, reducer derefter varmen til lav og lad det simre i 15 minutter. Rør tofu og grønne bønner i, og lad det simre i 5 minutter længere. Tag det af varmen, rør tamarien i, og smag til.

b) Damp imens broccolien.

c) For at servere skal du dele zucchininudlerne mellem skåle. Top med tofu og grønne bønner, broccoli og kål. Hæld karrysaucen over toppen, drys med peanuts og koriander, og tilsæt et skvæt limesaft.

96. Vegetariske sushi skåle

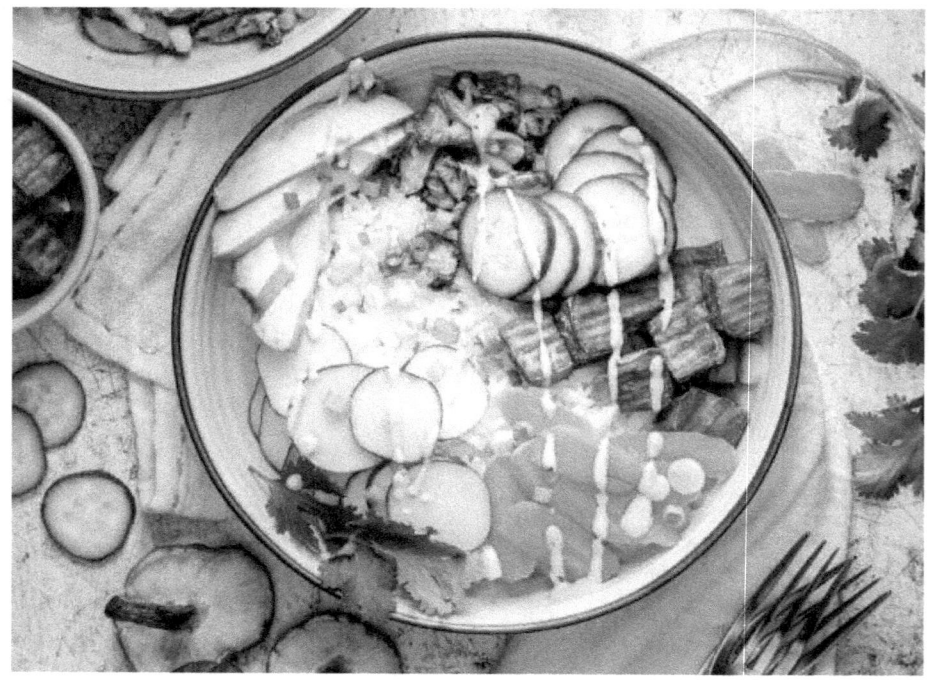

INGREDIENSER:
- 1 kop (165 g) brune ris
- 2 kopper (470 ml) plus 2 spiseskefulde (30 ml) vand, delt
- Kosher salt og friskkværnet sort peber
- 14 ounce (392 g) ekstra fast tofu, presset og drænet
- ¼ kop (60 ml) sojasovs
- 2 spiseskefulde (30 ml) riseddike
- 1 tsk (6 g) honning 2 fed hvidløg, hakket
- 2 mellemstore gulerødder, skrællet og skåret i bånd
- ½ agurk uden kerner, skåret i tynde skiver
- 2 avocadoer, skrællet, udstenet og skåret i tynde skiver
- skåret i skiver
- 2 spidskål, skåret i tynde skiver
- Strimlet nori
- sesamfrø
- 1 opskrift Miso-ingefærsauce

INSTRUKTIONER
a) Forvarm ovnen til 400°F (200°C eller gasmærke 6).
b) Tilsæt ris, 2 kopper (470 ml) af vandet og en generøs knivspids salt til en mellemstor gryde, og bring det i kog. Reducer varmen til lav, dæk til og kog, indtil risene er møre, 40 til 45 minutter. Tag af varmen, og damp risene med låg på i 10 minutter.
c) Skær imens tofuen i trekanter. Pisk sojasovsen, riseddike, de resterende 2 spsk (30 ml) vand, honning og hvidløg sammen i en lav beholder. Tilsæt tofuen, rør forsigtigt sammen, og mariner i mindst 10 minutter.

d) Arranger tofuen i et enkelt lag på en bageplade med kant, og kassér den resterende marinade. Kog indtil bunden af tofuen er let brunet, cirka 12 minutter. Vend tofuen og kog i yderligere 12 minutter.
e) For at servere skal du dele risene mellem skåle. Top med tofu, gulerod, agurk og avocado. Pynt med spidskål, nori og sesamfrø, og dryp med miso-ingefærsauce.

97. Blomkål Falafel Power Bowls

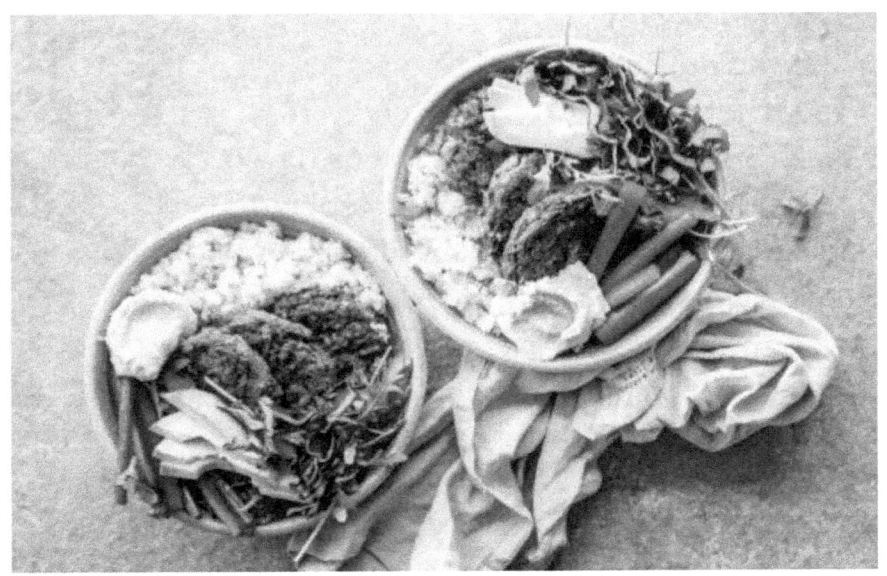

INGREDIENSER:

- 3 kopper eller 2 (15 ounce eller 420 g) dåser kikærter, drænet og skyllet
- 1 lille rødløg, hakket groft
- 2 fed hvidløg
- 2 spsk (30 ml) friskpresset citronsaft
- ½ pakket kop (24 g) friske persilleblade
- ½ pakket kop (8 g) friske korianderblade
- 2 teskefulde (4 g) stødt spidskommen
- 1 tsk (2 g) stødt koriander
- $^1/_8$ teskefuld cayennepeber
- Kosher salt og friskkværnet sort peber
- 3 spiseskefulde (24 g) universalmel
- 1 tsk (5 g) bagepulver
- 1 spiseskefuld (15 ml) avocado eller ekstra jomfru olivenolie
- 16 ounce (455 g) riset blomkål
- 2 teskefulde (4 g) za'atar
- 2 pakkede kopper (40 g) rucola
- 1 mellemstor rød peberfrugt, udkeret og hakket
- 2 avocadoer, skrællet, udstenet og skåret i tern
- Rødkål eller rødbedesurkål
- Hummus

INSTRUKTIONER

a) Hvis du bruger tørrede bønner, skal du tilføje kikærterne til en mellemstor skål og dække med vand med mindst 1 tomme (2,5 cm). Lad dem sidde utildækket ved stuetemperatur i 24 timer.

b) Forvarm ovnen til 375°F (190°C eller gasmærke 5).

c) Tilsæt de afdryppede kikærter, løg, hvidløg, citronsaft, persille, koriander, spidskommen, koriander, cayenne, 1 tsk (6 g) salt og ¼ tsk peber til skålen i en foodprocessor. Puls ca. 10 gange, indtil kikærterne er hakket. Skrab siderne af skålen ned, tilsæt mel og bagepulver, og pulsér indtil blandingen er godt blandet.
d) Tag omkring 2 spsk af blandingen ud og rul den til en kugle i dine håndflader. Overfør til en let smurt bageplade og brug en spatel til at flade ud til en ½ tomme (1,3 cm) tyk skive. Gentag med resten af blandingen.
e) Bag falaflen, indtil den er gennemstegt og mør, 25 til 30 minutter, vend én gang halvvejs igennem.
f) Varm olien op i en stor gryde ved middel varme. Tilsæt risede blomkål, za'atar, salt og peber, og rør for at kombinere. Kog under omrøring af og til, indtil blomkålen er lidt blød, cirka 3 minutter.
g) For at servere fordeles blomkålsris og rucola i skåle. Top med falafelfrikadeller, peberfrugt, avocado, surkål og en kugle hummus.

98. Black Bean og Chorizo skåle

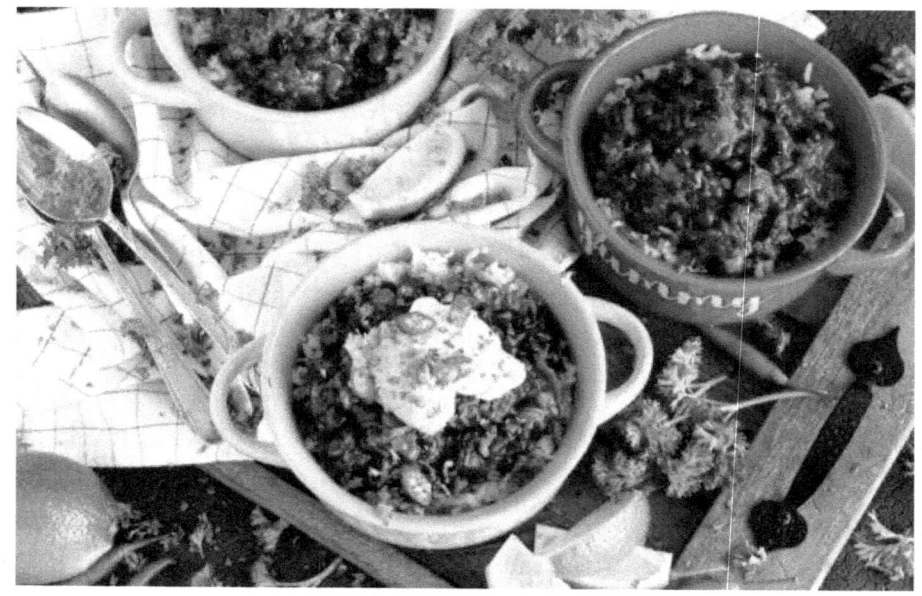

INGREDIENSER:

- 3 kopper (90 g) babyspinat
- 2 spiseskefulde (30 ml) avocado eller ekstra jomfru olivenolie, delt
- 8 ounce (225 g) riset blomkål
- Kosher salt og friskkværnet sort peber
- ¼ kop (4 g) finthakket frisk koriander, plus mere til topping
- 8 ounce (225 g) mexicansk chorizo eller
- soyrizo, tarme fjernet
- 4 store æg
- 1 kop (200 g) sorte bønner, drænet og skyllet
- Salsa
- ½ kop (120 ml) avocadosauce
- Fordel spinaten mellem skåle.

INSTRUKTIONER

a) Opvarm 1 spsk (15 ml) af olien i en stor stegepande over medium varme. Tilsæt det risede blomkål og smag til med salt og peber. Kog under omrøring af og til, indtil blomkålen er gennemvarmet og let blødgjort, cirka 3 minutter. Tag af varmen og rør koriander i. Fordel mellem skålene. Tør panden ren.

b) Opvarm den resterende 1 spsk (15 ml) olie i den samme gryde over medium varme. Tilsæt chorizoen. Kog, bryd kødet op med en træske, indtil det er gennemstegt og godt brunet, 6 til 8 minutter. Brug en hulske til at overføre chorizoen til en tallerken foret med køkkenrulle.

c) Reducer varmen til lav og steg æggene i samme pande.

d) Til servering toppes skålene med chorizo, æg, sorte bønner og salsa.
e) Dryp med avocadosauce og drys med ekstra koriander.

99. Slow Cooker Congee morgenmadsskåle

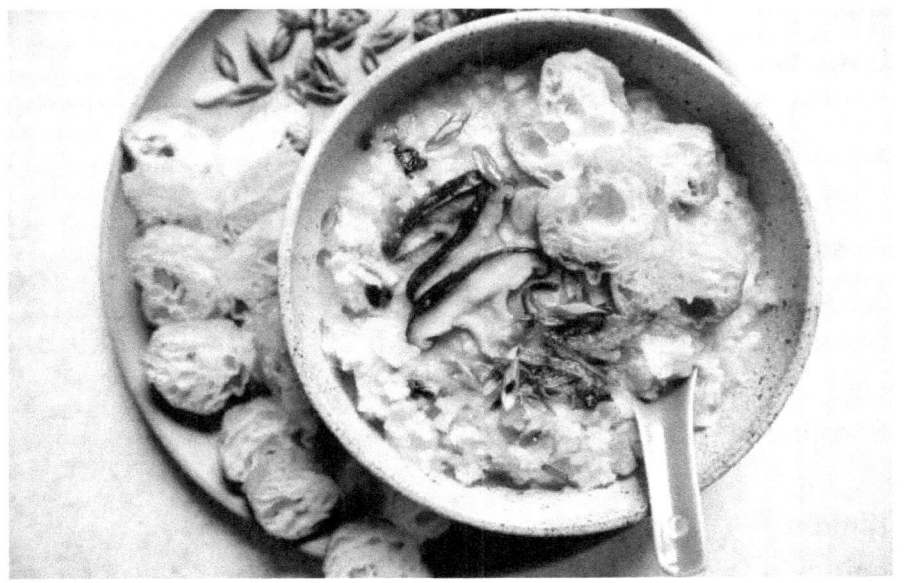

INGREDIENSER:
- ¾ kop (125 g) jasminris
- 4 kopper (940 ml) vand
- 3 kopper (705 ml) grøntsags- eller hønsefond
- 1-tommer (2,5 cm) stykke frisk ingefær, skrællet og skåret i tynde skiver
- Kosher salt og friskkværnet sort peber
- 3 spiseskefulde (45 ml) avocado eller ekstra jomfru olivenolie, delt
- 6 ounce (168 g) svampe, helst cremini eller shiitake, skåret i skiver
- 6 kopper (180 g) babyspinat
- 4 store æg
- Kimchi
- spidskål, skåret i tynde skiver

INSTRUKTIONER

a) Tilsæt ris, vand, bouillon, ingefær og 1 tsk (6 g) salt til en 3½-quart (3,2 L) eller større slow cooker og rør sammen. Dæk til, sæt til lav, og kog indtil risene er nedbrudt og cremet, omkring 8 timer.

b) Fjern og kassér ingefæren. Rør rundt, skrab siderne og bunden af slow cookeren. Fordel congee mellem skåle.

c) Opvarm 1 spsk (15 ml) af olien i en stor stegepande over medium-høj varme. Tilsæt svampene, krydr med salt og peber, og svits indtil de er møre, cirka 5 minutter. Hæld over congee.

d) Opvarm 1 spsk (15 ml) olie i den samme stegepande over medium varme. Tilsæt spinaten og kog, vend af og til, indtil det lige er visnet, cirka 2 minutter. Fordel spinaten mellem skålene.

e) Opvarm den resterende 1 spsk (15 ml) olie i den samme stegepande, og steg æggene.
f) Tilsæt æggene i skålene med congee, og top med kimchi og spidskål.

100. Boghvede og sorte bønner morgenmadsskåle

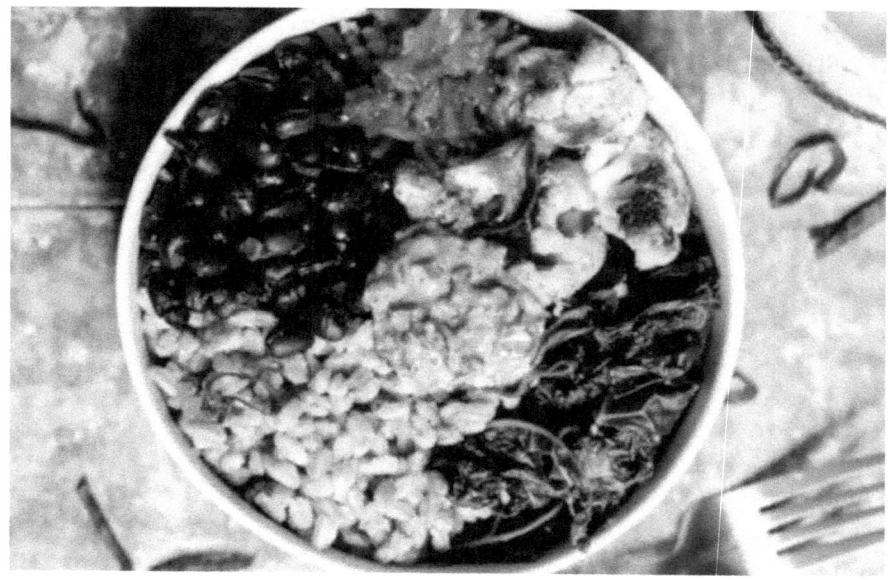

INGREDIENSER:

- ¾ kop (125 g) kasha boghvede
- 1 1/3 kopper (315 ml) vand
- ½ spsk (7 g) usaltet smør
- Kosher salt og friskkværnet sort peber
- 4 kopper (520 g) dampet grønkål
- 1½ kopper (300 g) eller 1 (15-ounce eller 420 g) dåse sorte bønner, drænet og skyllet
- 4 hårdkogte æg
- 2 avocadoer, pillede, udstenede og mosede
- 1 vandmelon radise, skåret i tynde skiver
- Smuldret feta
- 1 opskrift Miso-ingefærsauce
- sesamfrø
- Aleppo peber

INSTRUKTIONER

a) Kombiner boghvede, vand, smør og en generøs knivspids salt i en mellemstor gryde. Bring det i kog, reducer derefter varmen til lav, læg låg på og lad det simre, indtil det er mørt, 15 til 20 minutter.

b) For at servere skal du dele boghveden mellem skåle. Top med dampet grønkål, bønner, hårdkogt æg i skiver, avocado, radise og feta. Dryp med miso-ingefærsauce og drys med sesamfrø og Aleppopeber.

KONKLUSION

Når vi afslutter vores rejse gennem "GLÆDENS REGNBUESKÅLE", håber jeg, at dit køkken er blevet et paradis af farver, smag og næring. Denne kogebog er ikke kun en samling af opskrifter; det er en fejring af den glæde, der kommer af at nyde sunde og lækre måltider, der bidrager til en sundere og mere levende dig.

Tak fordi du sluttede dig til mig i denne udforskning af smag, farver og glæden, der kommer af at nære din krop. Må disse skåle blive en fast bestanddel i dit kulinariske repertoire, og de bringer ikke bare ernæring, men også en følelse af glæde til dine daglige måltider.

Når du nyder de sidste skefulde af disse skåle, må du blive mindet om, at glæde kan findes i hver bid, og wellness er en rejse, der starter med de valg, vi træffer i vores køkkener. Her er til glæden ved at nære din krop, én farverig skål ad gangen. Glad og sund kost!

www.ingramcontent.com/pod-product-compliance
Lightning Source LLC
Chambersburg PA
CBHW071321110526
44591CB00010B/979